Christa Koch

Rickys großes
KERNGESUNDES KINDERKOCHBUCH

Christa Koch

Rickys großes KERNGESUNDES KINDERKOCHBUCH

mit dem Kinderkoch

Ricky

Michaels Verlag, Peiting

ISBN 3-89539-435-1

Michaels-Verlag
86971 Peiting
1. Auflage Oktober 1994
Fotos: Peter Gallin
Titelseite: Wiebke Döschner
Illustrationen: Sascha Wuillemet
Gesamtherstellung: Michaels-Verlag/Vertrieb,
Sonnenbichl 12, 86971 Peiting
Tel: 08861-59018, Fax 08861-67091

INHALT

Vorwort und Dank

Als Autorin danke ich zunächst allen Kinder-Experimentierkünstlern aus meinen Kinderkochkursen in den vergangenen Jahren, die mich durch ihre Neugierde in der Hauptsache zu einer solchen Buchreihe inspirierten. Beim Schreiben hatte ich mir vorgenommen, ein wirklich praktisches und spaßiges Kinderkochbuch, von Kindern auf echte Nachahmbarkeit geprüft, zu erarbeiten. So hoffe ich, liebe Eltern und Leser, daß den kleinen Köchen von heute, die Freude am Kochen (für immer) unter naturgesunden, vollwertigen Gesichtspunkten für eine bessere Ernährung Freude bringt, wie die Rezepte dies in der Kerngesunden Kinderküche vermitteln möchten.

Mein ganz besonderer Dank gilt meinen beiden geduldigen und kochfreudigen Kindern, Richard und Hubertus, deren Kochfreude ich während dieses Buchprojektes gelegentlich ein wenig (über-) strapazierte. Danken möchte ich aber auch Ingrid für einige praktische Anmerkungen und auch meinem lieben Mann, für die kleinen Anmerkelchen. Danken möchte ich ebenso dem Michaels Verlag, dem es wirklich daran gelegen ist, bereits unsere jüngsten Feinschmecker zu einer gesunderhaltenden Ernährungsweise anzuregen.

KINDERKOCHLABOR — GEHEIMAUSDRÜCKE UND ANDERE TIPS ZUR KÜCHENKUNST

Was ist ein Kochlabor?
Die Küche.

Was ist kochtüfteln?
Eine Rezept kochen.

Was ist backtüfteln?
Ein Rezept backen.

Was sind Laborgeräte?
Küchengeräte (Holzlöffel, Küchenmesser, Eßlöffel).

Was sind Tüftel- oder Laborzutaten?
Zutaten für das Rezept (Pfeffer, Salz, Äpfel).

Was ist eine Prise?
Soviel wie z. B. an Salz zwischen Euren Zeigefinger und Daumen paßt.

Was bedeutet: eine Messerspitze?
Das ist eine Maßeinheit, wie z. B. 100 Gramm. Nur bei einer Messerspitze braucht Ihr zum abmessen, wie der Name Messerspitze schon sagt, ein Messer.
Dazu nehmt Ihr in der Regel ein richtiges Besteckmesser. Eine Messerspitze Salz bedeutet dann: Tauche die Messerspitze in den Salztopf, zieh das Messer wieder vorsichtig heraus,.... und was dann auf der Messerspitze Salz liegt, das kommt zum Rezept dazu. Messerspitzen lassen sich natürlich auch bei anderen Gewürzen bzw. Rezeptzutaten abmessen.

Was heißt: nach Eurem Geschmack?
Der eine Koch mag das Gericht lieber pfefferiger als zum Beispiel ein anderer Koch. So bedeutet "nach Eurem Geschmack" ein Gericht würzen, wie Ihr es am liebsten eßt.

KOCHMÜTZENGEHEIMZEICHEN

Damit Ihr ungefähr wißt, wie leicht oder schwer die Rezepte zu tüfteln sind, hat der Kinderkoch sie mit Kochmützenzeichen versehen. Die Kochmützen stehen direkt neben den Rezepten und haben folgende Tüftelbedeutung:

eine Kochmütze: leicht (kann jeder tüfteln)

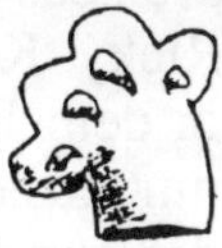

zwei Kochmützen: mittelschwer (kann fast jeder tüfteln, der sich etwas zutraut und sich ein wenig Zeit nimmt)

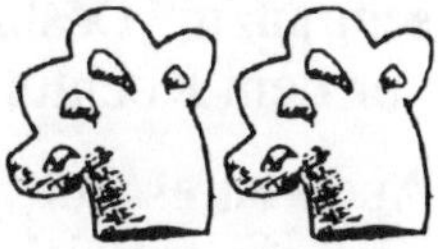

drei Kochmützen: schwer (kann nur jemand, der ein wenig geübt ist, Mut hat oder aber sich genügend Zeit nimmt. Vielleicht kann ja auch ein Erwachsener bei diesen Rezepten behilflich sein

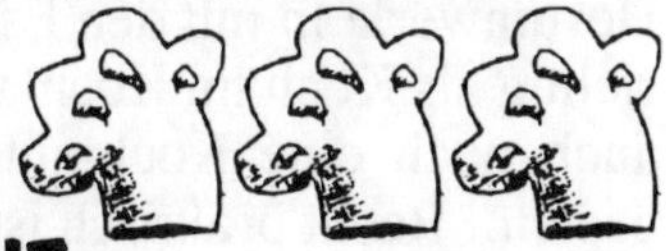

WIE IHR DIE ZUTATEN RICHTIG ABWIEGEN KÖNNT:

Ihr nehmt zunächst die Küchenwaage und stellt eine leere Schüssel darauf. Das kann auch die Rührschüssel sein, die Ihr vielleicht während der Rezeptzubereitung für Teig, Cremes usw. verwendet. Steht die Schüssel auf der Waage, müßt Ihr den Grammanzeiger auf 0 Gramm stellen. Dann könnt Ihr die Zutaten abwiegen, die Ihr braucht. Zum Beispiel 100 Gramm Mehl. Ihr füllt Mehl in die Schüssel bis der Grammanzeiger auf 100 steht. Müßt Ihr gleich mehrere Zutaten abmessen, zum Beispiel zu den 100 Gramm Mehl auch noch 50 Gramm Butter, dann habt Ihr zwei Möglichkeiten die Butter abzumessen. Entweder Ihr gebt die Butter gleich zu dem Mehl und zählt dann mit dem Grammanzeiger (natürlich ab 100) bis er 150 zeigt (also Mehl und Butter zusammengezählt), oder aber Ihr wiegt mit einer anderen leeren Schüssel (wieder auf 0 gestellt) die Butter ab.

VOR DEM TÜFTELN BITTE LESEN!

"Beim Kochen muß der Koch oder die Köchin sauber sein", erklärte der Kinderkoch, bevor er seiner Mutter die ersten Rezepte "Durch das Jahr" in seinem Kochlabor vorführte. Damit meint der Ricky Koch zunächst, daß jeder Kinderkoch sich unbedingt vor dem Tüfteln die Hände waschen sollte. Stellt Euch vor, Ihr kommt aus dem Kindergarten oder aus der Schule, vom Spielplatz oder aus der Turnhalle. Dann sind die Hände oft ganz schön dreckig. Aber nicht nur beim Spielen werden die Hände schmutzig. Deshalb wascht Euch, so wie vor dem Essen, immer vor dem Kochtüfteln die Hände.

Auch ist es gut, wenn Ihr eine Schürze (Laborkittel) umbindet. Erst einmal sieht es viel besser aus, wenn man als Koch oder Köchin in einer schönen, sauberen Kinderschürze im Kochlabor herumtüftelt. Doch der Hauptgrund des Laborkittels ist der, daß er verhindert, daß Eure Kleidung darunter vom Zubereiten und Herumwerkeln mit den Eßsachen schmutzig wird. Wer sich ganz richtig als Koch im Kochlabor fühlen möchte, der sollte sich dann auch noch eine Kochmütze aus weißem Ton- und Kreppapier basteln. Recht praktisch ist es für Euch vor dem Kochtüfteln auch noch, wenn Ihr einige saubere Geschirrtücher und einen Wischlappen bereitlegt. Irgendwann gibt es immer mal etwas im Kochlabor abzuwischen und abzudecken. So habt Ihr alles gleich zur Hand.

Bei den ersten Kochtüftelversuchen, die Ihr zuhause macht, ist es gut, wenn Euch zunächst ein Erwachsener etwas beim Tüfteln unterstützt. Der kann Euch helfen, unbekannte Kochlaborgeräte in der Küche zu suchen und sie Euch vielleicht sogar zu erklären. Mit dem Herd müßt Ihr beim Backen und Kochen ganz vorsichtig sein. Damit Ihr Euch nicht verbrennt, fragt am besten Eure Eltern, ob Sie dieses wichtige Küchengerät zu Eurer Sicherheit bedienen oder einstellen können.

Kniffligere Kochtüftelsachen, wie z. B. ein Ei aufschlagen und Eigelb von Eiweiß trennen, kann sicherlich auch zuerst einmal von einem Erwachsenen vor Eurer Tüftelei gezeigt werden.

Und noch ein Tip: Bevor Ihr mit der Rezepttüftelei überhaupt anfangt, lest Euch zuerst einmal das ganze Rezept einmal durch. Das macht Euch die direkte Zubereitung dann gleich einfacher.

Nun , liebe Kinder, kann es aber endgültig losgehen:

mit der Kochlabortüftelküchenversuchsjanuarbisdezemberreise!

KOCHLABOR-GERÄTE-TÜFTELVERZEICHNIS

Was man im Labor so braucht:

- ☞ Laborwaage mit Schüssel
- ☞ Teelöffel
- ☞ Eßlöffel
- ☞ Rührlöffel
- ☞ Holzbrettchen
- ☞ Küchenmesser
- ☞ hohe Rührschüssel für Sahne
- ☞ Rührschüssel für Teig
- ☞ Herd/Ofen
- ☞ Mixer
- ☞ Gabel
- ☞ Pürierstab
- ☞ Meßbecher
- ☞ Schneebesen
- ☞ Suppenteller
- ☞ normaler Teller
- ☞ Backblech
- ☞ Teigrolle
- ☞ Ofengitter
- ☞ Vollkorngetreidemühle
- ☞ Suppentopf
- ☞ Pfanne
- ☞ Pfannengutwender
- ☞ Nudelholzbrett
- ☞ Backblech
- ☞ Salatbesteck
- ☞ Salatschüssel

☞ Gemüsesparschäler
☞ Backpinsel
☞ Soßenschüssel
☞ Kuchengitter
☞ feuerfeste Glasform
☞ Apfelausstecher
☞ Bowlenschale
☞ Zahnstocher
☞ Suppentasse
☞ Handtücher/Geschirrtücher
☞ Gemüsebürste
☞ Marmeladenglas
☞ Schaschlikspieße
☞ Eieruhr
☞ Eisstilform
☞ Eiswürfelboxen
☞ Gemüse-/Käsereibe
☞ Wiegemesser
☞ Saftpresse
☞ Brotkastenbackform
☞ Waffeleisen
☞ Kühlschrank
☞ Gummiteigschaber
☞ Tortenspringform
☞ Teigkratzer
☞ Sieb
☞ kleine Tortenförmchen
☞ Schalen
☞ Wäscheklammer
☞ Taucherbrille

Rickys Kerngesunde Kinderküche I

Durch das Jahr

VORGESCHICHTE

"Hallo Kinder", sagt der Kinderkoch.

Das ist er, Ricky Koch, der Kinderkoch der "Kerngesunden Kinderküche". Wie sein Name schon sagt, kocht der Kinderkoch für sein Leben gern. Schon als Baby rührte er am liebsten im Gemüse- oder Getreidebrei herum. Da schon wollte er nur wirklich gesunde Sachen rühren und später solche kochen. Mit Vollkornmehl, das ist gut für den Kinderkoch (und natürlich für alle Kinder der Welt), und deshalb backt er damit leckere Kuchen und frische Brötchen. Mit viel frischem Gemüse und Obst bereitet er im Kochlabor so manche Kinder-Knabberleckerei.

Süßigkeiten und Zuckerkram kocht und ißt der Kinderkoch überhaupt nicht. "Das macht krank, schlapp und zahnlos", sagt er, der Ricky Koch. Und damit hat er recht. Seit dem der Ricky nun fünf Jahre ist, kocht und backt er an vielen Tagen. Er hat sich dafür sogar extra ein kleines Kinderkochlabor eingerichtet, damit er nach Herzenslust tüfteln kann.

Als ihn seine Mutter einmal fragte, warum er denn nur Kinderrezepte austüftelt, antwortete Ricky: "Na, ist doch klar! Weil es Rezepte sein müssen, die ganz besonders uns Kindern schmecken. Es müssen Rezepte sein, die wir Kinder auch selbst zubereiten können. Wenn ich als Kinderkoch es ausgetüftelt und geschafft habe in meinem Kochlabor leckere Kinderrezepte zu kochen, dann können das andere Kinder auch"!

So dauerte es nicht lange, bis der Kinderkoch seine Mutter bat, die Kinderkoch-Kinderrezepte aufzuschreiben. "Damit können dann auch die anderen Kinder von meinen schlecker — lecker Kinderrezepten erfahren", sagte Ricky.

Mit frisch ausgetüftelten Rezepten und einer Koch-Reise "Durch das Jahr" möchte deshalb dieses erste Bändchen der Kerngesunden Kinderküche beginnen.

Viel Spaß beim Lesen und beim Kochen wünscht Euch schon jetzt der Kinderkoch.

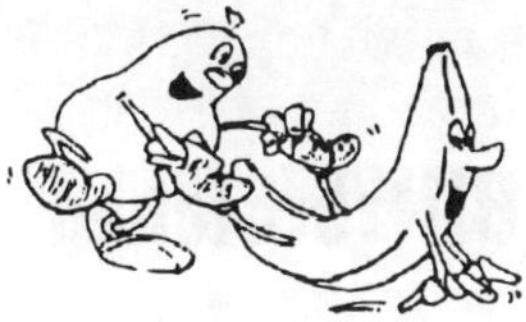

Eurer Kinderkoch

Ricky Koch

JANUAR

Blitzbrötchen

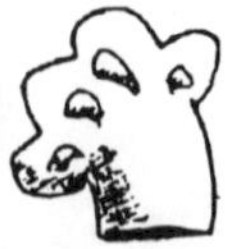

Im Januar blitzt es am Himmel nur sehr selten. Deshalb machen wir den Winterblitz mit den Blitzbrötchen! Blitzbrötchen heißen die Quarkbrötchen deshalb, weil sie von Euch im Kochlabor so schnell wie der Blitz gemacht werden können

Dazu braucht Ihr an Laborzutaten:

500 Gramm Weizenvollkornmehl

500 Gramm Magerquark

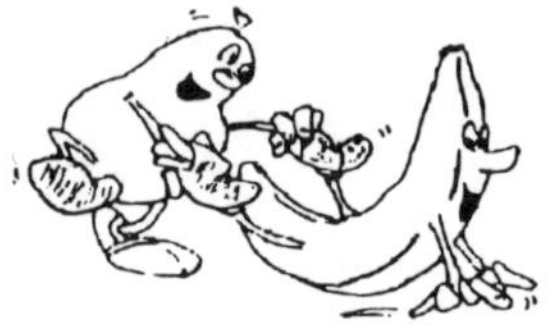

2 echte Eier

1 Teelöffel Vollmeersalz

1 Teelöffel Honig

2 Teelöffel Weinstein-Backpulver

etwas weiche Butter zum Ausfetten des Backbleches

Und für die Zubereitung stellt Ihr Euch an Laborgeräten bereit:

eine Waage, um das Mehl und den Quark abwiegen zu können, drei Teelöffel, um die richtige Menge Vollmeersalz, Honig und Backpulver abzumessen. Dann braucht Ihr natürlich noch eine große Rührschüssel, ein Backblech aus dem Ofen und den Ofen selbstverständlich auch ... sonst werden aus dem Teig ja niemals Brötchen.

So werden die Blitzbrötchen gebacktüftelt:

Zunächst solltet Ihr den Ofen auf 180 Grad vorheizen. Bis der Ofen heiß ist, habt Ihr Zeit, in der Rührschüssel zunächst das Vollkornmehl, das Vollmeersalz und das Backpulver mit den Händen zu vermischen. Das fühlt sich übrigens ganz toll an!

Danach könnt Ihr zuerst den Quark, dann die echten Eier und zum Schluß den Honig in die Rührschüssel zu dem Mehl dazugeben. Jetzt wird es lustig, denn jetzt könnt Ihr erst einmal nach Herzenslust den Teig zusammenkneten. Es muß ordentlich geknetet werden!

So, Verschnaufpause!

Nun müßt Ihr das Backblech mit der Butter einfetten. Könnt Ihr ruhig mit den Händen machen! Ist zwar etwas schmierig, aber geht am schnellsten. Jetzt müssen aus dem großen Teigklumpen kleine Blitzbrötchen geformt werden. Ungefähr so groß wie ein Golfball oder ein größerer Tischtennisball ... müssen die Teigstückchen sein. Dann auf das Backblech legen und geschwind in die Mitte des vorgeheizten Backofens stecken. Jetzt werden die Brötchen 30 Minuten im Ofen bleiben, ... und dann sind sie fertig.

Donneraufstrich 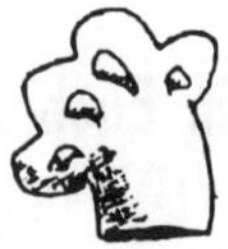

In der Zwischenzeit könnt Ihr einen ganz, ganz leckeren Brotaufstrich donnern. Donneraufstrich heißt die Nußbutter deshalb, weil, wie Ihr auch schon wißt, zu jedem Blitz ein Donner gehört. Und die Blitzbrötchen schmecken halt besser mit Donner darauf!

An Laborzutaten braucht Ihr:

150 Gramm weiche Butter

2 Teelöffel Akazienhonig

1 und noch einen halben Teelöffel Kakaopulver

50 Gramm geriebene Haselnüsse

An Laborgeräten stellt Ihr Euch bereit:

eine kleinere Schüssel, einen Teelöffel, um Honig und Kakaopulver abmessen zu können, eine Waage, um die Butter und die Haselnüsse genau abzuwiegen. Dann braucht Ihr noch eine Gabel, um alles zu einer Donnerbutter zu rühren.

Und so wird die Donnerbutter getüftelt:

Nehmt zunächst die abgewogene Butter und gebt sie in die kleine Schüssel. Als nächstes kommt der abgemessene Honig dazu. Nun rührt Ihr die Butter und den Honig mit der Gabel zusammen. Danach kommen die Haselnüsse ebenfalls dazu, und Ihr müßt wieder alles in die Butter rühren. Nun seit Ihr bald fertig. Jetzt kommt noch das Kakaopulver in die Schüssel, und noch einmal rührt Ihr alles ganz, ganz kräftig um... und, fertig ist der Donner!

TIPECKE:

Das Weizenmehl für die Brötchen bekommt Ihr im Reformhaus oder Naturkostladen bereits vorgemahlen. Natürlich könnt Ihr auch zuhause, wenn Eure Eltern eine Kornmühle haben, das Weizenmehl aus Weizenkörnern frisch mahlen.

Da die Brötchen schnell gemacht sind, eignen sie sich auch sehr gut für eine Kinderparty. Vielleicht könnt Ihr Eure Eltern aber auch mal am Sonntag mit frischen Blitzbrötchen überraschen.

Die Donnerbutter sieht am schönsten aus, wenn Ihr sie nach dem Fertigrühren in ein Glasgefäß gebt und vielleicht noch einige Nüsse zur Verzierung darauflegt. Übrigens, die Butter solltet Ihr in ungefähr vier Tagen aufgebraucht haben, sonst wird sie ungenießbar.

FEBRUAR

Verrückte Waffeln 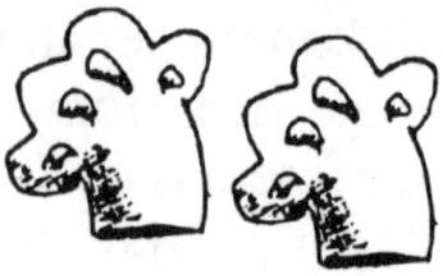

Verrückte Waffeln sind es dehalb, weil sie so verrückt gut schmecken und der Bananen-Schaumschlag obendrauf verrückt einfach zu machen ist.

An Zutaten braucht Ihr für die Waffeln:

125 Gramm weiche Butter

100 Gramm Honig

1 Prise Salz

2 Eier

300 Gramm Weizenvollkornmehl

1 mittelgroße Tasse Milch

1 mittelgroße Tasse Mineralwasser

An Laborgeräten stellt Ihr Euch bereit:

ein Waffeleisen, ein Auskühlgitter, eine Teigrührschüssel, eine Sahnerührschüssel, eine Waage, um Butter und Honig abwiegen zu können, einen Rührlöffel oder ein Rührgerät, eine Tasse, um Milch und Wasser abmessen zu können, einen normalen Eßlöffel, eine Gabel und eine Suppentasse.

Und so wird getüftelt:

Zunächst müßt Ihr den Honig und die weiche Butter in der Rührschüssel schaumig rühren. Dann gebt Ihr die Prise Salz dazu. Nun müssen die Eier aufgeschlagen werden, aber dabei unbedingt das Eiweiß von dem Eigelb trennen. Das Eiweiß laßt Ihr in die Sahnerührschüssel fließen, das Eigelb aber gebt Ihr in die Rührschüssel mit der Honig-Ei-Masse. Nun rührt Ihr das Eigelb erst nochmal mit der Butter um, und danach könnt Ihr abwechselnd das Weizenvollkornmehl und die Milch dazugeben. Dann rührt Ihr das Mineralwasser ein und macht alles zu einem schönen, glatten Teig.

So, nun geht Ihr zum Eiweiß zurück. Mit dem Rührmixer könnt Ihr jetzt aus dem Eiweiß Eischnee in der hohen Rührschüssel schlagen. Das dauert ungefähr fünf Minuten, dann ist der Eischnee fertig, und Ihr könnt ihn unter den Teig langsam (mit dem Holzteiglöffel) unterrühren. Nun noch den Teig 15 Minuten stehen lassen.

In der Zwischenzeit laßt Ihr das Waffeleisen heiß werden und richtet Euren Backplatz ein. Der sollte dann ungefähr so aussehen:

In der Mitte das Waffeleisen, auf der einen Seite das Auskühlgitter und auf der anderen dann die Teigschüssel, daneben der Suppenteller mit der Gabel und dem Suppenlöffel. Ist der Teig nach der Ruhezeit zu fest geworden, müßt Ihr noch etwas Mineralwasser (nach und nach bis zu 5 Eßlöffeln) dazugeben. Wenn es ans Backen geht, solltet Ihr zwei Eßlöffel Teig in das Waffeleisen geben (dann den Löffel zurück auf den Suppenteller). Ist der Teig fertig gebacken, könnt Ihr mit der Gabel die Waffeln aus dem Eisen nehmen und auf das Gitter legen. Verrückt einfach, was?

Bananenschaum 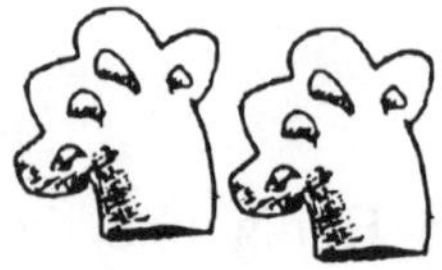

Als Krönung der Waffelbäckerei solltet Ihr noch den Bananenschaum anbieten:

An Tüftelzutaten benötigt Ihr:

2 reife Bananen

1 Becher Sahne

1 Teelöffel Honig

1 Teelöffel Zitronensaft

einen halben Teelöffel Zimt

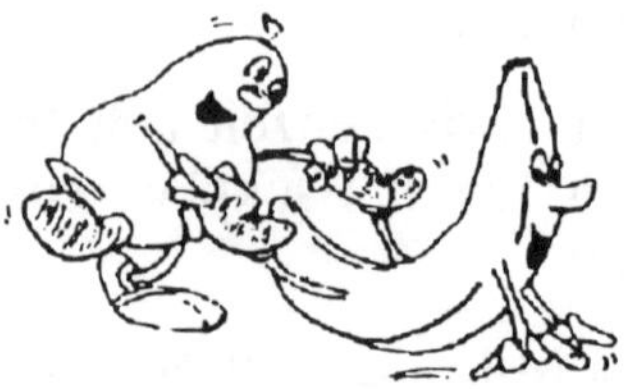

An Laborgeräten stellt Ihr Euch bereit:

einen Suppenteller, einen Teelöffel, eine Gabel, einen Mixer und eine hohe Rührschüssel.

Und so wird getüftelt:

Zunächst schält Ihr die Bananen und halbiert sie. Dann legt Ihr sie auf den Suppenteller und fangt an mit der Gabel die Bananen klein zu drücken. Die müssen ganz, ganz klein gedrückt werden, man sagt auch pürieren dazu. Danach gebt Ihr den Honig und den Zitronensaft dazu und verrührt alles miteinander. Jetzt könnt Ihr die Sahne mit dem Zimt in der hohen Rührschüssel mit dem Mixer steif schlagen. Tja, und nun rührt Ihr das Bananenpüree in die steife Sahne zum richtigen Bananenschaum zusammen.

Und wenn die Waffeln fertig gebacken sind, dann könnt Ihr sie mit dem Bananenschaum essen. Mmh....lecker!

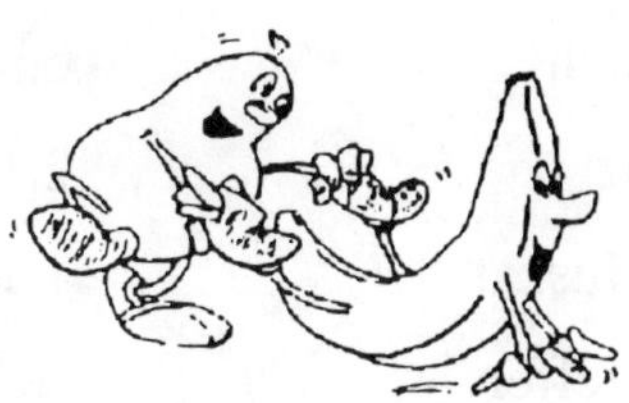

MÄRZ

Indianeromelett für Gemüse-Bleichgesichter

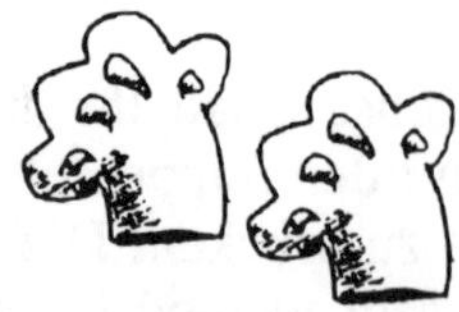

Indianeromelett nennt der Kinderkoch das kleine Eierküchlein, weil er mit rohen Gemüsestücken aus dem einfachen Eierkuchen ein lustiges Indianergesicht tüftelt.

Und das braucht Ihr an Zutaten:

für das Küchlein:

1 Ei

2 Eßlöffel Milch

eine Prise Salz

ein bißchen Muskat

ein bißchen Pfeffer

einen halben Teelöffel Butter

für das Gesicht:

eine kleine Paprikaschote

eine lange Möhre

2 Radieschen

1 Bund Petersilie

Und in Eurem Kochlabor stellt Ihr Euch bereit:

eine kleine Pfanne zum Backen des Eierkuchens, einen Suppenteller, eine Gabel, einen Pfannenwender, ein Holzbrettchen, einen kleinen Teller, ein Gemüsemesser, einen großen Teller; einen Herd braucht Ihr natürlich auch.

So wird gekochtüftelt:

Schlagt das Ei in den Suppenteller auf. Ihr müßt jetzt mit der Gabel das Eiweiß und das Eigelb zusammen rühren. Man sagt auch verquirlen dazu. Nun könnt Ihr die Milch, das Salz, Pfeffer und Muskatnuß dazugeben und dann nochmal alles miteinander verquirlen. Jetzt stellt Ihr die kleine Pfanne auf eine warme Herdplatte und gebt die Butter hinein. Ist die Butter geschmolzen, könnt Ihr die Eiflüssigkeit in die Pfanne geben. Schaltet jetzt den Herd am besten auf eine kleine Herdeinstellung/Stufe (z. B. Stufe 1), sonst brennt Euch nämlich der Eierkuchen noch an. Ganz schnell ist der Kuchen fertig. Ungefähr ein bis zwei Minuten von der einen Seite wird er dann gebacken. Nun muß der Eierkuchen von Euch mit dem Pfannenwender auf den kleinen Teller gebracht werden. Am besten laßt Ihr ihn etwas hinuntergleiten und dreht dann den Eikuchen — hauruck — in der Pfanne um. Ist nicht ganz so einfach, muß aber sein, damit auch die andere Eikuchenseite richtig gebacken werden kann. Nachdem dann auch die andere Seite zwei Minuten gebacken wurde, ist der Kuchen fertig, und Ihr gebt ihn auf den Teller.

Jetzt kommt die Indianerbastelei

Nehmt das Holzbrettchen und das Gemüsemesser. Ihr müßt die Paprikaschote auf dem Brettchen mit dem Küchenmesser auseinanderschneiden und danach das Kerngehäuse entfernen. Danach müssen die Paprikastücke in kleine, lange Streifen geschnitten werden. Aus den Radieschen schneidet Ihr dünne Scheiben, das Bund Petersilie schneidet und hackt Ihr so, daß es kleine Petersilienschnipsel werden. Zum Schluß die Möhre! Die muß einmal in der Hälfte durch geschnitten werden. Danach diese Hälften nochmal durchschneiden, dann habt Ihr Viertelstücke. Aus der Petersilie macht Ihr die Haare. Aus den Radieschen die Augen, Nase und den Mund. (Durch die Nase könnt Ihr noch zwei Löcher mit einem Zahnstocher machen). Aus den Paprikastreifen bekommen wir die Indianerbemalung und aus den Möhren die Indianerfedern.

APRIL

HOPPEL-HASEN

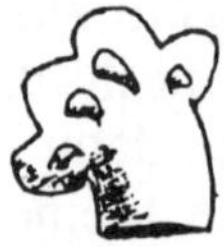

Gehoppelte Hasen, weil Hasen hoppeln ... habt Ihr sicher schon mal gesehen. Unsere gehoppelten Hasen machen wir aus Marzipan.

An Tüftelzutaten braucht Ihr:

100 Gramm geriebene Mandeln

60 Gramm Honig

1 Teelöffel Kakao

Mandelscheiben

Zahnstocher

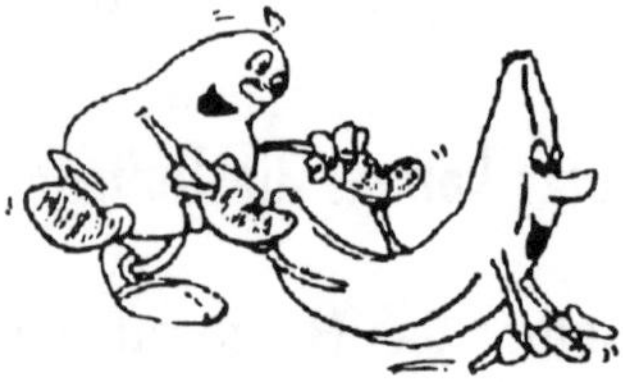

An Laborgeräten stellt Ihr Euch bereit:

eine kleine Schüssel, eine Waage, einen Teelöffel, eine Gabel, einen Kühlschrank, ein Holzbrettchen.

Und so wird getüftelt:

Zunächst gebt Ihr den abgewogenen Honig und die Mandeln in die Schüssel und verknetet alles mit der Gabel. Danach gebt Ihr das Kakaopulver dazu und verrührt nochmals alles glatt in den Marzipanteig. Die Marzipanmasse ist jetzt fertig.

Nun müßt Ihr den Marzipan aber zuerst 15 Minuten in den Kühlschrank stellen, damit er fest wird. In der Zwischenzeit könnt Ihr die Zahnstocher schon mal halbieren. Sind die 15 Minuten vorbei, kann es mit der Hasenhoppelei losgehen.

Formt mit Euren Händen zunächst große und dann kleine Marzipankugeln. Jetzt müßt Ihr eine große Marzipankugel nehmen, darauf einen halben Zahnstocher stecken und nun eine kleine Marzipankugel daraufstecken. Mit den Mandelscheiben könnt Ihr dann Hasenohren auf die kleinen Marzipankugeln stecken und mit einer Zahnstocherspitze kleine Löcher als Augen und Mund ausstechen. Dann sind die Hasen fertig. Ihr solltet die gehoppelten Hasen jetzt noch auf das Brettchen stellen und nochmals in den Kühlschrank stecken. Eine Stunde laßt Ihr die Hasen am besten im Kühlschrank hoppeln ... wenn Ihr es mit dem Naschen so lange aushaltet.

TIPECKE

Ihr könnt natürlich auch verschieden große Hasen formen, dann habt Ihr eine richtige Hasenfamilie im Kühlschrank stehen.

Die meisten Hasen haben auch noch einen Stummelschwanz. Wenn Ihr noch etwas Marzipan übrig habt und dazu ein wenig geschickt seit mit Euren Händen, dann könnt Ihr klitzekleine Kügelchen formen und an das Hasenhinterteil drücken.

MAI

VITAMINIS mit Vanillehäubchen

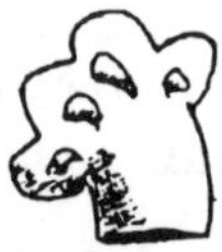

Wißt Ihr, was Vitaminis sind? Vitaminis sind Vitamine, und die sind besonders im Obst und im Gemüse. Vitamine sind ganz wichtige Stoffe, die unser Körper zum Wachsen und Gesundbleiben braucht.

An Laborzutaten braucht Ihr:

Für den Vitaminissalat:

2 Pfirsiche

150 Gramm Erdbeeren

1 Banane

1 Eßlöffel Zitronensaft

Für das Vanillehäubchen:

100 Gramm Sahne

1 Messerspitze Vanillepulver

An Laborgeräten stellt Ihr Euch bereit:

eine größere Glas- oder Porzellanschüssel, eine Waage, um die Erdbeeren abzuwiegen, ein kleines Küchenmesser, um das Obst kleinzuschneiden, ein Holzbrettchen, um darauf zu schneiden, einen Eßlöffel, ein Rührgerät, ein Messer, eine hohe Rührschüssel.

Und so wird getüftelt:

Die Pfirsiche und Erdbeeren müßt Ihr natürlich zuerst waschen und die Banane schälen. Nehmt nun das Holzbrettchen und Küchenmesser und schneidet zunächst die Banane in dünne Scheiben. Gebt diese nun in die Schüssel. Jetzt muß der Zitronensaft mit dem Eßlöffel unter die Bananen gerührt werden. Das macht Ihr deshalb, damit die Bananen nicht braun werden. Als nächstes entfernt Ihr das Grün an den Erdbeeren und entkernt die Pfirsische. Nun könnt Ihr das Obst beliebig in kleine Stücke schneiden und zu den Bananen in der Schüssel geben. Umrühren mit dem Eßlöffel, und der Vitaminissalat ist schon fertig.

Auch das Vanillehäubchen ist schnell gemacht. Einfach die Sahne in die hohe Rührschüssel geben, und die Messerspitze Vanillepulver dazugeben. Jetzt mit dem Mixer die Sahne steif schlagen. Ist die Sahne richtig steif geschlagen, gebt Ihr sie wie eine Nachthaube auf die Vitaminis.

Vitamine machen fit ... guten Appetit!

TIPECKE:

Ihr könnt natürlich nach dem Obstangebot

der Jahreszeit, auch anderes Obst für den Vitaminissalat nehmen. Zum Beispiel Kiwis, Trauben, Äpfel, Apfelsinen, Birnen, Himbeeren, Johannisbeeren, Brombeeren usw.

J U N I

Räuberschiffe

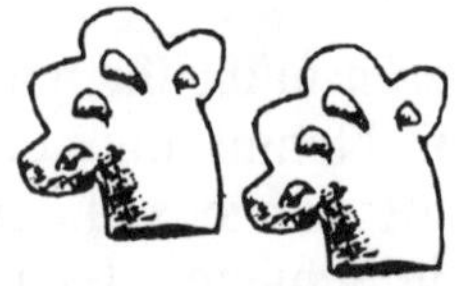

Räuberschiffe sind immer vollbeladen. Die vielen Schätze sind im Schiffskörper versteckt, die großen Segel treiben das Schiff voran ... auch unsere Gemüseräuberschiffe.

Ihr braucht dazu an Laborzutaten:

Eine grüne oder rote Paprikaschote

für den Schiffskörper

und

150 Gramm Hüttenkäse

50 Gramm Lauch

1 Prise Pfeffer

1 Prise Salz

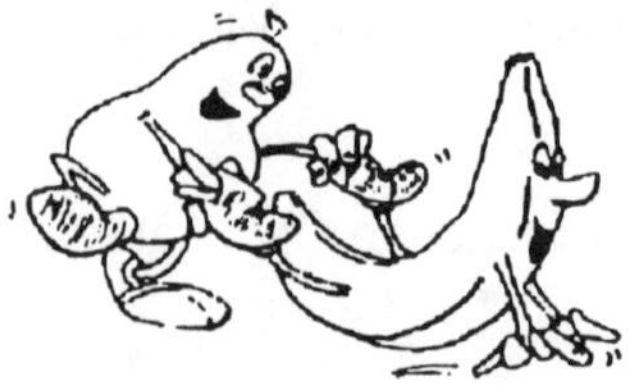

für den Räuberschatz

sowie

2 große Holzspieße (Schaschlikspieße)

1 kleine halbe Schlangengurke

für die Segel

und

1 paar grüne Salatblätter

für das Wasser

An Laborgeräten stellt Ihr Euch bereit:

ein Holzbrett, ein Gemüsemesser, eine kleine Schüssel, einen Eßlöffel, eine Waage zum Abwiegen der Zutaten, einen flachen Teller.

Und so wird das Räuberschiff getüftelt:

Erst einmal das Gemüse gründlich waschen. Die Paprika schneidet Ihr auf dem Holzbrettchen mit dem Gemüsemesser in der Mitte durch und nehmt das Kerngehäuse heraus. Damit ist der Schiffskörper auch schon perfekt. Jetzt rührt Ihr in der Schüssel den Hüttenkäse mit der Prise Salz und dem Pfeffer zusammen. Danach schneidet Ihr den Lauch in kleine Stücke (auch auf dem Brettchen) und rührt ihn unter den Hüttenkäse. Damit wäre der Räuberschatz fertig. Und den könnt Ihr in die Paprikahälften füllen.

Als nächstens macht Ihr die Segel. Dazu schneidet Ihr die Gurken in dünne Scheiben und spießt sie vorsichtig auf die Holzspieße, wie auf der Zeichnung zu sehen ist. Mit der Spitze des Holzspießes befestigt Ihr nun das Schiffsegel im Paprikaschiffskörper. Fertig ist das Räuberschiff. Damit das Schiff nun auch schwimmen kann, legt Ihr den flachen Teller mit grünen Salatblättern aus und setzt das Räuberschiff darauf.

Na dann, Schiff ahoi ....

JULI

Eis am Stiel

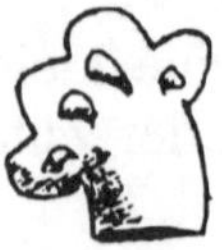

Habt Ihr schon einmal selber Eis gemacht? Kinder, das geht ganz einfach. Am besten schmeckt das Eis am Stiel!

An Tüftelzutaten benötigt Ihr :

300 Gramm Sommerfrüchte nach Eurem Geschmack
(z. B. Pfirsiche, Aprikosen oder Himbeeren, Erdbeeren usw.)

300 Gramm Naturjoghurt

2 Eigelb von zwei Eiern

20 Gramm Akazienhonig

An Laborgeräten stellt Ihr Euch bereit:

eine Waage zum Abwiegen der Zutaten, eine Gabel, eine Rührschüssel, eine hohe Rührschüssel, einen Mixer und, um das Eis einfrieren zu können, die Eisstielformen. Wer die Eisstielformen nicht hat, kann auch Eiswürfelboxen nehmen.

Und so wird getüftelt:

Zunächst müßt Ihr das Obst waschen, putzen und zerkleinern, am Besten noch mal in der Rührschüssel mit der Gabel klein drücken. Gleich danach könnt Ihr den Joghurt zu dem Obst rühren. Dann mixt Ihr mit dem Mixer in der hohen Rührschüssel den Honig und nur das Eigelb vom Ei schaumig (dazu müßt Ihr das Eiweiß vom Eigelb trennen). Jetzt müßt Ihr die Ei-Honig-Masse nur noch unter die Obst-Joghurt-Masse in der Rührschüssel langsam vermengen. Fast fertig! Nur noch die Eismasse in die Einfrierformen geben, und mindestens eine Stunde ins Gefrierfach stellen.

AUGUST

Bärenkraft mit Beerenmüsli

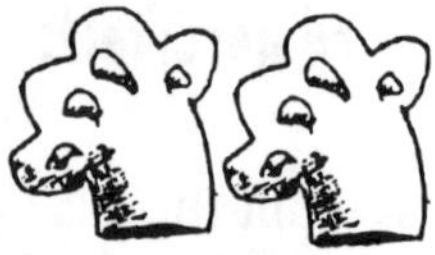

Bären sind ja sehr stark, und Beeren sehr, sehr lecker. So stark wie ein Bär macht Euch das Beerenmüsli zwar nicht ganz, aber es gibt Euch schon eine Menge Energie und Kraft, die Ihr braucht. Zum Beispiel Vitamine (das sind Stoffe, die braucht man zum Wachsen und Gesundbleiben), Mineralstoffe (zum Beispiel Calcium, das brauchen Eure Knochen und Zähne).

Beerenmüsli ist übrigens total gut als Frühstücksmahlzeit für Euch und Eure Eltern. Versucht es nur einmal!

An Tüftelzutaten braucht Ihr (pro Kind):

2 Eßlöffel Weizenschrot

3 Eßlöffel Sahne

5 Eßlöffel Wasser

2 Eßlöffel gemahlene Haselnüsse

1 Eßlöffel Zitronensaft

1/2 Apfel (säuerlich)

1/2 Banane

100 Gramm Himbeeren

An Laborgeräten stellt Ihr Euch bereit:

einen Eßlöffel, eine Schüssel, um das Müsli zu rühren, ein Holzbrett, um das Obst zu schneiden, ein kleines Küchenmesser, eine Gabel, eine Reibe.

Vorbereitung:

Um ein frisches Müsli anfertigen zu können, müßt Ihr zunächst die zwei Eßlöffel Weizenschrot einweichen. Ihr bekommt Weizenschrot aus ganzen Weizenkörnern, die Ihr entweder in der Getreidemühle Eurer Eltern schroten könnt (man kann auch ganz grob gemahlen dazu sagen), oder aber im Reformhaus bzw. Naturkostwarenfachgeschäft etwas vorschroten laßt. Wenn Ihr Schrot vorschroten laßt, dann könnt Ihr gleich eine größere Menge auf Vorrat besorgen. Frisches Schrot hält sich bei Euch zuhause, gut verpackt (z. B. in einer Papiertüte), ungefähr sechs Wochen. Also, Ihr nehmt jedenfalls zwei Eßlöffel Weizenschrot und die 5 Eßlöffel Wasser. Dies alles gebt Ihr in eine kleine Schüssel, verrührt es und stellt das Ganze nun mindestens 5 Stunden lang kühl. Das Weizengetreide muß nämlich unbedingt eingeweicht werden, damit es Euer Körper besser verdauen kann. Wollt Ihr am Morgen das Beerenmüsli essen, dann könnt Ihr das Wasser und das Schrot, schon am Abend vorher abgedeckt, über Nacht im Kühlschrank einweichen lassen.

Und so geht es nach dem Einweichen mit der Müslitüftelei weiter: Rührt zunächst die flüssige Sahne unter das Schrot. Danach die gemahlenen Haselnüsse und den Zitronensaft. Jetzt müßt Ihr die Banane auf dem Holzbrettchen mit der Gabel ganz klein drücken, so wie BananenPüreee. Die pürrierte Banane könnt Ihr dann auch unter das Korn geben. Nun braucht Ihr nur noch den Apfel auf der Reibe feinreiben und ins Müsli geben und alles gut verrühren. Zum Schluß legt Ihr die leckeren Himbeeren auf das Müsli darauf … vielleicht könnt Ihr sogar ein Bärenbild daraus machen.

TIPECKE:

Wenn Ihr keine frischen Himbeeren bekommt, könnt Ihr auch mal gefrorene Himbeeren auftauen lassen und die für das Müsli verwenden. Übrigens, außer Himbeeren könnt Ihr natürlich noch andere Früchte auf das Müsli legen.

SEPTEMBER

Getreidetaler zum Tunken

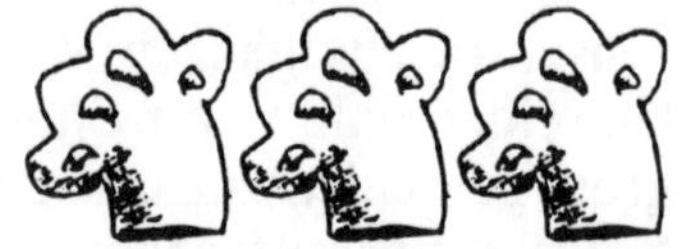

Im September wird das Korn geerntet. Auch der Roggen ist jetzt reif. Deshalb versuchen wir einmal kleine Getreidetaler mit leckerem Schmanddip.

Für die Getreidetaler benötigt Ihr an Tüftelzutaten:

300 Gramm Roggenkörner oder Roggenschrot

1/2 Liter Wasser

1 Gemüsebrühwürfel

2 dicke Zwiebeln

2 Eier

Kräuter der Provence

4 Eßlöffel Haferflocken

4 Eßlöffel geriebenen Gouda oder Leerdamer Käse

Sojasoße

Paprika, Pfeffer, Kräutersalz

etwas Öl

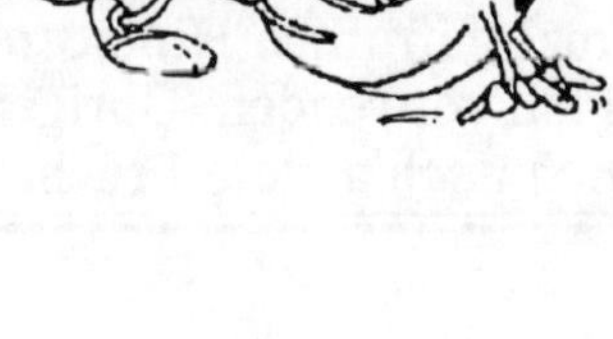

An Laborgeräten stellt Ihr Euch bereit:

ein Meßbecher, ein bis zwei Pfannen, einen Pfannenwender, einen Kochtopf, einen Holzlöffel, ein Küchenmesser, ein Holzbrettchen, einen Eßlöffel und natürlich einen Herd.

Und so werden die Getreidetaler gekochtüftelt:

Zunächst nehmt Ihr den Topf, gebt das abgemessene Wasser und den Gemüsebrühwürfel sowie das Roggenschrot hinein und bringt die Flüssigkeit zum Kochen. Wenn alles einmal aufgekocht ist, nehmt Ihr den Topf von der Herdplatte und rührt mit dem Holzlöffel alles einmal kräftig um. Nun müßt Ihr dies 20 Minuten quellen lassen. Das heißt, der Getreidebrei im Topf saugt nun die Flüssigkeit, die da war, also die Gemüsebrühe, ganz auf. Dadurch wird der Teig dicker.

In der Zwischenzeit könnt Ihr die Zwiebeln mit dem Küchenmesser auf dem Holzbrettchen schälen und kleinschneiden. In der heißen Pfanne laßt Ihr dann die Butter weich werden und dünstet die Zwiebeln darin glasig. Sind die Zwiebeln fertig, kommt das Zwiebelgemüse unter den gequollenen Roggenschrotteig. Nun ölt Ihr Eure Hände ein wenig mit Öl ein und vermengt die Zwiebeln unter den Teig. Nach und nach gebt Ihr anschließend die anderen Zutaten dazu, die echten Eier, die Kräuter der Provence, die Haferflocken, den Käse und die Sojasoße sowie den Paprika, den Pfeffer und das Salz,.... ganz nach Eurem Geschmack.

Nochmals alles gut durchkneten und dann kann die Talermacherei losgehen: Also, nehmt wieder eine Pfanne, gebt etwas Kokosfett hinein und formt nun talerscheibengroße Teigstücke. Die bratet Ihr nun in dem Fett nach und nach aus, wendet die Taler regelmäßig und ... schwuppdiwupp, Ihr werdet sehen, sind die Taler fertig.

DIP

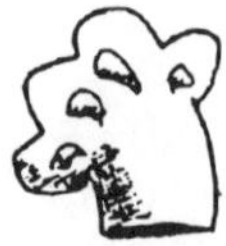

Dazu macht Ihr Euch einen Dip, in den Ihr die Taler tunken könnt und das Essen macht gleich noch mehr Spaß:

An Tüftelzutaten benötigt Ihr:

250 Gramm (ein Becher) Schmand

1 kleine rote oder grüne Paprikaschote

Pfeffer und Salz nach Eurem Geschmack

eine klitzekleine Zwiebel

3 Eßlöffel Petersilie

2 Eßlöffel Milch

An Laborgeräten stellt Ihr Euch bereit:

eine mittelgroße Rührschüssel, einen Eßlöffel, ein Holzbrettchen, ein Küchenmesser, und ein Wiegemesser, um die Petersilie klein zu hacken.

Und so wird getüftelt:

Zuerst leert Ihr den Inhalt des Schmandbechers in die Rührschüssel. Schmandreste könnt Ihr mit dem Eßlöffel aus dem Becher holen. Nun gebt die Milch mit dem Eßlöffel dazu und rührt anschließend mit dem gleichen Eßlöffel den Schmand mit der Milch glatt. So, als nächstes müßt Ihr auf dem kleinen Holzbrettchen die Paprikaschote mit dem Küchenmesser aufschneiden und das Kerngehäuse herausholen. Die Paprikaschote schneidet Ihr dann in Würfel. Das macht Ihr am Besten so, daß Ihr aus den Paprikahälften zunächst Streifen schneidet und danach diese Paprikastreifen wieder in kleine Stücke. Diese Würfel gebt Ihr dann unter den Schmand und verrührt alles. Auch die Zwiebel müßt Ihr kleinschneiden und unter den Schmand geben. Jetzt erst einmal alles mit Pfeffer und Salz — nach Eurem Geschmack — abschmecken. Zum Schluß braucht Ihr nur noch die Petersilie entsprechend kleinzuhacken und davon 3 Eßlöffel unter den Schmand rühren. Ganz gut kleinhacken läßt sich Petersilie auf dem Holzbrettchen mit dem Wiegemesser. Vielleicht laßt Ihr Euch das einmal von Euren Eltern zeigen.

Die Getreidetaler können in den Dip getaucht und von Euch "verputzt" werden.

OKTOBER

Nußversteck

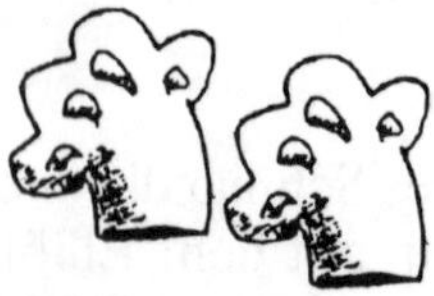

Der Herbst ist die Zeit der Nüsse. Da heißt es nicht nur viele ernten, sondern auch verstecken!

Wißt Ihr, wo man ganz viele Nüsse verstecken kann? In einem schönen, eckigen Nußbrot. Und so wird es gemacht:

An Tüftelzutaten braucht Ihr:

250 Gramm Weizenvollkornmehl

125 Gramm gemahlene Haselnüsse

125 Gramm Akazienhonig

1,5 Becher Joghurt

2 Eier

100 Gramm Walnüsse

1 Päckchen Weinstein-Backpulver

etwas Butter

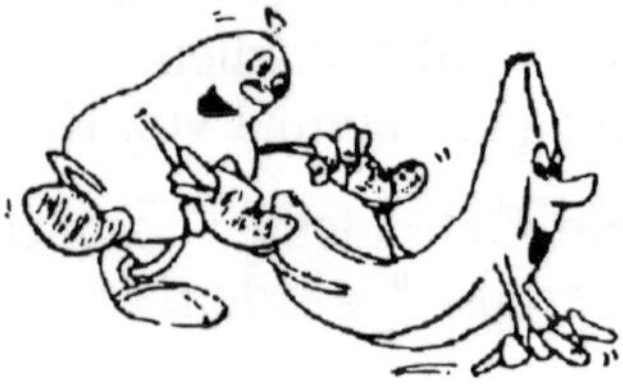

An Laborgeräten stellt Ihr Euch bereit:

eine Waage zum Abwiegen der Zutaten, eine Rührschüssel, einen Eßlöffel, ein kleines Küchenmesser, ein Holzbrettchen, einen Mixer, eine Brotkastenbackform und natürlich einen Backofen.

Und so wird gebacktüftelt:

Zuerst stellt Ihr den Backofen auf 175 Grad ein und heizt ihn vor. Dann nehmt Ihr die Rührschüssel, tut die Eier und den abgewogenen Honig hinein und schlagt eine schaumige Honig-Ei-Masse mit dem Rührgerät. Danach gebt Ihr den Joghurt und die geriebenen Haselnüsse sowie das Backpulver zu der Masse und rührt mit dem Mixer nochmals alles um. Zum Schluß gebt Ihr nach und nach das Weizenvollkornmehl dazu. Damit das Nußversteck auch richtig ausgenutzt wird, holt Ihr nun das Küchenmesser und Holzbrettchen und fangt an, die Walnußhälften kleinzuschneiden. Die grob geschnittenen Walnüsse gebt Ihr unter den Teig. Nun braucht Ihr nur noch die Brotkastenbackform mit ein wenig Butter, am besten mit Euren Händen, einzufetten, den Teig hineinzufüllen und in die Mitte des Backofens zu stellen. 40 Minuten müßt Ihr allerdings Geduld haben. Aber dann ist das Nußversteck fertig gebacken.

TIPECKE:

Das Nußbrot schmeckt herrlich mit Butter.

Übrigens, das Nußversteck hält sich ungefähr eine Woche und eignet sich auch gut als Pausenbrot.

NOVEMBER

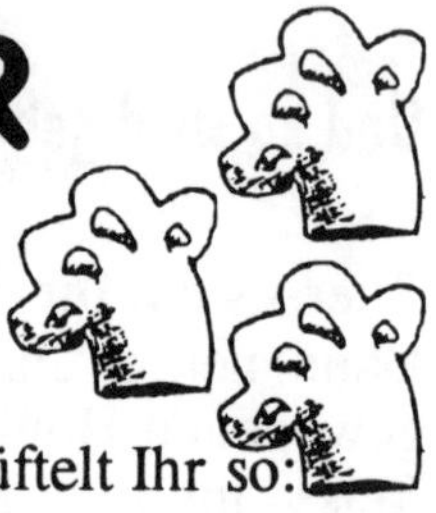

Supp...Süpp...rotes Süppchen

Die rote Suppe ist eine Möhrensuppe und die tüftelt Ihr so:

An Tüftelzutaten benötigt Ihr:

500 Gramm Möhren
300 Gramm Kartoffeln
1 Zwiebel
etwas Butter
1 Liter Gemüsebrühe
eine Prise Pfeffer und Salz
2 Teelöffel Kräuter der Provonce
3 Teelöffel Kresse
150 Gramm Sahne

An Laborgeräten stellt Ihr Euch bereit:

ein Holzbrett, ein kleines Küchenmesser, eine Waage, einen Suppentopf, einen Meßbecher, einen Teelöffel, ein Püriergerät, einen Pfannenwender und einen Herd.

Und so wird gekochtüftelt:

Nehmt zunächst das Holzbrett und schneidet darauf die geschälte Zwiebel in kleine Würfel. Damit beim Zwiebelschneiden keine Tränen fließen, haltet Ihr die geschälte Zwiebel am besten kurz einmal unter kaltes Wasser. Hab Ihr die Zwiebelwürfel geschnitten, dann stellt Ihr den Suppentopf auf die Herdplatte, gebt die Butter hinein und, wenn diese heiß ist, die Zwiebelwürfel. Die müßt Ihr jetzt glasig dünsten. Dazu nehmt Ihr nun den Pfannenwender und schiebt die Würfel im Topf hin und her. Die Zwiebeln müssen leicht durchsichtig sein, dann sind sie glasig.

So, jetzt nehmt Ihr den Meßbecher und gebt einen Liter Gemüsebrühe dazu. Gießt diese Flüssigkeit zu den Zwiebeln und rührt sie um. Deckel drauf, Herdplatte abstellen. Nun schneidet die Möhren und Kartoffeln ebenfalls in kleine Würfel und gebt sie in die Brühe. Jetzt schaltet Ihr den Herd wieder an und laßt alles 15 Minuten köcheln (einmal aufkochen auf höchster Stufe und dann auf mittlere Stufe zurückschalten). Mit dem Pürierstab könnt Ihr das Ganze nach ungefähr 15 Minuten sämig pürieren, wenn Ihr den Suppentopf vom Herd genommen habt. Nun braucht Ihr nur noch 1/2 Teelöffel Pfeffer und 1/2 TL Salz dazurühren und die Kräuter der Provence. Die Sahne, auch im Meßbecher abgemessen, rührt Ihr ebenso unter das rote Süppchen. Stellt alles noch einmal zurück auf die Herdplatte und laßt die Suppe abgedeckt fünf bis zehn Minuten bei kleiner Hitze auf der Herdplatte ziehen (mittlere Stufe).

FERTIG ist das rote Gemüsesüppchen!

Die Kresse nehmt Ihr zum Garnieren. Auf jede Portion Suppe, im Teller oder in der Suppentasse, streut Ihr ein wenig von der Kresse darauf. Himmlisch!

TIPECKE:

Ihr könnt auch geröstete Brotstücke dazugeben.

So werden die gekochtüftelt: Nehmt eine Scheibe Vollkorntoastbrot, etwas Butter, eine Pfanne, ein Messer, ein Holzbrettchen und einen Pfannenwender. Den Vollkorntoast schneidet Ihr auf dem Holzbrettchen mit dem Messer in kleine Würfel. Die Pfanne stellt Ihr auf eine heiße Herdplatte und gebt Butter hinein. Ist die Butter geschmolzen. werden die Brotwürfel in die Pfanne gegeben und bei mittlerer Ofenhitze geröstet. Mit dem Pfannenwender müßt Ihr die Brotstücke hin und her bewegen. Fertig sind die Würfel, wenn sie goldgelb geröstet sind.

DEZEMBER

Weihnachtsmänner
auf dem Blech

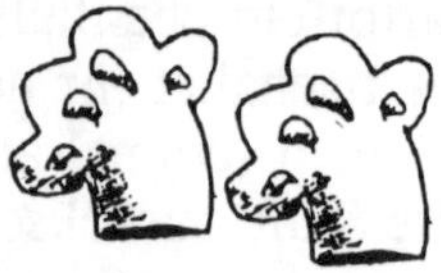

Habt Ihr schon mal Weihnachtsmänner auf dem Backblech gesehen? Na ja, so um Weihnachten sieht man sie ja überall. In Geschäften, auf der Straße, an Plakatwänden, in Zeitungen und Zeitschriften, allerdings auf Backblechen weniger.

Wir aber machen das jetzt ... wir bringen die Weihnachtsmänner auf das Blech!

An Laborzutaten braucht Ihr:

500 Gramm Weizenvollkornmehl

1/4 Liter lauwarme Milch

20 Gramm Hefe oder ein Beutel Trockenhefe

50 Gramm Butter

60 Gramm Akazienhonig

1/2 Teelöffel Vollmeersalz

einige Haselnüsse, Mandelscheiben und Rosinen

An Laborgeräten stellt Ihr Euch bereit:

eine Waage, einen Meßbecher, eine kleine und eine große Rührschüssel, einen kleinen Schneebesen, ein Teig-/Nudelbrett, etwas Streumehl, ctwas Butter zum Ausfetten des Backblechs, ein Backblech und einen Ofen natürlich auch.

So werden die Weihnachtsmänner aufs Blech gebacktüftelt:

Gebt zunächst in die kleine Rührschüssel die lauwarme Milch (im Meßbecher abgemessen) und die abgewogene Hefe. Nun rührt Ihr, mit dem kleinen Schneebesen, die Hefe langsam in der Milch auf.

Danach gebt Ihr den Honig und die Butter in die Hefemilch und löst den Honig ebenfalls mit dem Schneebesen auf. In der großen Rührschüssel verteilt Ihr das Weizenvollkornmehl und das Salz und gebt den Inhalt der kleinen Rührschüssel in die große Rührschüssel hinein. Verknetet alles zu einem richtig schönen Hefeteig. Ihr müßt dabei schon kräftig und auch etwas länger kneten. Zunächst in der Rührschüssel selbst, später dann aber nochmal auf dem Teig-/Nudelbrett, das Ihr mit etwas Mehl eingestreut habt. Nach dieser anstrengenden Kneterei müßt Ihr den Teig dann ca. eine halbe Stunde, abgedeckt in der Rührschüssel, an einem warmen Platz stehen lassen, damit er gehen kann. Das nennt man deshalb "den Teig gehen lassen", weil sich der Teig in der Schüssel jetzt sehr vergrößert und ganz dick wird. Während Ihr wartet, könnt Ihr aber schon mal den Herd auf 200 Grad vorheizen und das Blech mit der Butter einfetten (und Euch selbst auch etwas von der Knetarbeit erholen).

Ist die halbe Stunde vorbei, kann es weitergehen: Knetet den dickgewordenen Teig nochmal einige Minuten auf dem Nudelbrett durch. Das macht viel Spaß und ist ein tolles Gefühl in den Händen. Wenn der Teig auf dem Nudelbrett etwas kleben sollte oder sogar an Euren Händen haftet, dann müßt Ihr nur etwas loses Mehl (Streumehl) nehmen, dann klebt nichts mehr an.

Nun teilt Ihr den Teig in große und kleine Stücke und formt die Weihnachtsmänner, wie es die Zeichnung zeigt. Mit den Mandeln, Nüssen und Rosinen könnt Ihr dem Weihnachtsmann ein Kleid, Gesicht und Hände sowie seinen Sack machen.

Jetzt muß die Weihnachtsmannfigur allerdings noch einmal 10 Minuten abgedeckt stehen bleiben. Dann aber heißt es für die "Männer": Ab in die Röhre und 20 Minuten backen.

Fertig sind die Weihnachtsmänner!

TIP:

Die Weihnachtsmänner sind auch ein lustiges Weihnachtsgeschenk aus der Küche für Eure Eltern, Großeltern oder Geschwister.

NACHGESCHICHTE

"So, das wäre geschafft", sagte der Kinderkoch, nachdem er seiner Mutter diese Rezepte in seinem Kochlabor alle gezeigt und erklärt hatte, damit sie sie auch richtig aufschreiben konnte.

Der Kinderkoch hofft nun natürlich, daß Euch die Kochreise durch das Jahr gefallen hat und Ihr auch in Zukunft Spaß am Kochen mit gesunden Zutaten haben werdet.

Rickys Kerngesunde
Kinderküche II

Ohne Milch und ohne Ei

VORGESCHICHTE

Einmal kam der Kinderkoch von einem Besuch auf einem Bauernhof nach Hause. Ein wenig zerknittert und sehr nachdenklich sah er aus, der Ricky Koch. Das bemerkte Rickys Mutter und sie fragte den Kinderkoch: "Was ist los mit Dir? Warum bist Du so nachdenklich?". Eine Weile dauerte es, doch dann erzählte Ricky:

"Als ich mir heute auf dem Bauernhof die vielen Gemüsefelder anschaute, begegnete mir die Maria. Ein sehr, sehr nettes Mädchen!", berichtete der Kinderkoch, "Aber das Mädchen hatte an manchen Körperstellen ganz rote, offene Kratzwunden. Stell Dir vor, sie konnte selbst über meine besten Witze nicht einmal lachen, weil sie sich ständig kratzen mußte. Sie fing sogar ein wenig zu weinen an.", erzählte der Kinderkoch von seinem Erlebnis. "Ich habe Maria dann gefragt, was sie denn wohl hat, ob ihr meine Witze nicht gefallen und sie sich deshalb kratzen müßte? Doch die Maria erzählte mir dann von Ihrer Allergie".

"Allergie?" fragte die Mutter des Kinderkochs, "was für eine Allergie hat denn die Maria?" Der Kinderkoch berichtete weiter: "Nun die Maria kann ein paar Lebensmittel, die wir normalerweise essen können, nicht essen. Bei der Maria zum Beispiel ist das so: Wenn sie Milch trinkt oder ein Ei ißt, bekommt Maria davon eine ganz schlimme Haut. Rote Bläschen können das sein, trockene, schuppige Hautstellen und immer juckt es ganz doll ... hat mir die Maria erzählt. Das tut natürlich sehr weh und man kann vor Juckerei gar nichts anderes mehr machen als sich kratzen", versuchte der Kinderkoch nachzuempfinden.

Er dachte dabei an die vielen Mückenstiche, die er im Sommer immer hatte .... und wie schlimm diese Stiche auch schon jucken konnten. Aber bei einer Allergie mußte das ja noch viel, viel schlimmer sein! "Die Maria sagt, daß man das, was sie hat auch

Nahrungsmittelallergie nennt. Bei vielen Kindern hat so etwas auch noch mit Neurodermitis zu tun."

Uhi, was für schwere Worte und was für eine schlimme Sache so eine Allergie für Kinder sein kann. Der Kinderkoch überlegte. Er mochte die Maria sehr gerne und hatte sich fest vorgenommen, ihr zu helfen. Immerhin durfte die Maria ja all die leckeren Sachen mit Milch und Ei nicht essen. Aber genau daraus waren alle Rezepte, die der Kinderkoch bis jetzt in seinem Kochlabor getüftelt hatte. Jetzt mußten ja in diesem speziellen Fall einmal Kinderrezepte ohne Milch und ohne Ei getüftelt werden, die trotzdem lecker schmecken und Maria keine Juckerei bringen.

So verkroch sich der Kinderkoch drei ganze Tage in seinem Kochlabor. Er tüftelte und tüftelte und dann war es soweit. Als er die Tür zu seinem Kochlabor wieder öffnete, jubelte er vor Freude: "Ich hab's geschafft — Schleckereien ohne Milch und ohne Ei und ohne Maria's Juckerei!" hüpfte er durch den Raum.

Hier sind sie nun auch für Euch ... Übrigens, nicht nur für Kinder, die eine Allergie haben!!

Viel Spaß beim Nachkochen wünscht Euch

Eurer Kinderkoch

Ricky Koch

GUTEN MORGEN!!

MARIAS - MÜSLI

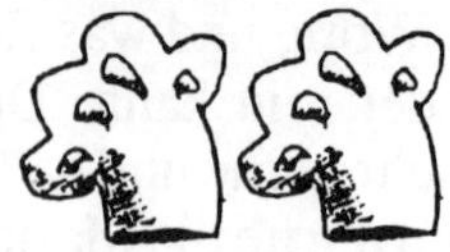

Das Müsli ist eine wirkliche "Guten-Morgen-Fit-Mahlzeit". Maria mochte das Müsli als Sie es beim Kinderkoch zuhause probierte gleich beim ersten Mal besonders gerne. Deshalb hat der Kinderkoch es auch Maria-Müsli genannt. Außerdem geht es sehr schnell und einfach. Versucht es nur einmal. Übrigens, das Praktische dabei ist, daß das Getreide, also hierbei der Hafer, nicht lange eingeweicht werden muß.

An Tüftelzutaten benötigt Ihr pro Kind:

4 Eßlöffel Wasser

2 Eßlöffel geschroteten/ganzen Hafer

1 Eßlöffel Sonnenblumenkerne
oder Nüsse (die Ihr essen dürft)
nach Eurer Wahl

1 Teelöffel Rosinen

1/2 Apfel

2 Eßlöffel Sahne oder Joghurt

Obst nach Eurem Geschmack

An Laborgeräten stellt Ihr Euch bereit:

zwei Eßlöffel, einen Teelöffel, ein Holzbrettchen, ein Küchenmesser, eine Reibe, eine kleine Schüssel zum einweichen und Müsli anrichten.

Und so wird das Maria-Müsli getüftelt:

Nehmt zunächst die kleine Schüssel und gebt den geschroteten Hafer hinein. Geschrotetes Getreide sieht aus wie sehr schlecht gemahlenes Mehl. Vielleicht laßt Ihr Euch das beim ersten Mal von Euren Eltern zeigen, wenn Ihr es selber mit Eurer Getreidemühle mahlt. Haferschrot könnt Ihr aber auch fertig im Naturkostladen kaufen.

Also, Ihr gebt jedenfalls den geschroteten Hafer in die Schüssel und messt nun mit dem einen Eßlöffel vier Eßlöffel Wasser ab und gebt dies zum Haferschrot. Vermengt alles zu einem Brei und stellt den zur Seite. In der Zwischenzeit könnt Ihr den Apfel auf dem Holzbrettchen mit dem Küchenmesser aufschneiden und in Stücke schneiden. Wenn es Euch bekommt, könnt Ihr auch die Apfelschale dazuschneiden. Auf der Reibe reibt Ihr jetzt den halben Apfel ganz, ganz klein. Ihr gebt dann den geriebenen Apfel unter den Getreidebrei. Jetzt wieder alles umrühren und die abgemessene Sahne (dazu könnt Ihr den "WasserEßlöffel" verwenden) ebenso zum Haferschrot rühren. Zum Schluß braucht Ihr nur noch die restlichen Zutaten mit dem anderen Löffel abmessen und unterrühren, also, die Rosinen und die Sonnenblumenkerne bzw. Nüsse, so wie Ihr es eben am liebsten habt. Mit Eurem Lieblingsobst könnt Ihr das Hafermüsli ganz zum Schluß bunt verzieren.

Fertig ist Euer Maria-Müsli, ohne Milch! Ei hätte ja sowieso nicht ins Müsli gepaßt.

GUTEN MORGEN!!

MÄUSCHEN

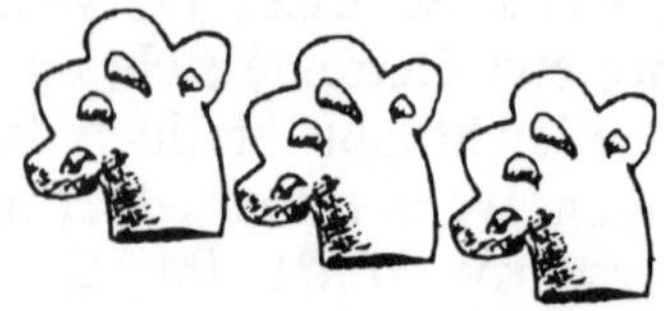

Der Kinderkoch meint, Mäuse mögen auch keine Milch und keine Eier. Deshalb lohnt es sich auch für Euch, die Mäusebrötchen in Eurem Kochlabor zu tüfteln:

An Tüftelzutaten benötigt Ihr:

70 Gramm Sauerrahmbutter

60 Gramm Hefe

650 ml lauwarmes Wasser

750 Gramm Weizenvollkornmehl

1 und einen halben Teelöffel Salz

etwas Sauerrahmbutter zum Einfetten

In Eurem Kochlabor stellt Euch bereit:

eine Waage, eine Teigschüssel um den Brötchenteig anzufertigen, einen Meßbecher, einen Teelöffel und ein kleines Messer. Ein Backblech, zum Backen eine Tasse Wasser extra und natürlich einen Ofen sowie eine Eieruhr.

Und so werden die Mäuschen von Euch gebacktüftelt:

Heizt Euren Backofen erst einmal richtig ein. Auf 220 Grad muß er vorgeheizt werden. Nehmt aber schon jetzt das Backblech aus dem kalten Ofen heraus.

Nun holt Ihr die Teigschüssel und gebt das Vollkornmehl hinein und das Salz dazu. Vermischt das Salz und das Mehl nun mit Euren Händen. In dem Meßbecher gebt Ihr das lauwarme Wasser (am besten aus dem Wasserhahn) und löst nun die abgewogene Sauerrahmbutter und die Hefe darin auf. Das geht so: Zuerst die Sauerrahmbutter in das Wasser fügen und ein wenig rühren. Die Sauerrahmbutter schmilzt auf.

Die Hefe zerbröckelt Ihr ein wenig mit Euren Händen und gebt sie auch in das warme Wasser hinein. Rührt nochmal alles um. Dabei könnt Ihr beobachten, wie die Sauerrahmbutter und die Hefe sich im Wasser richtig auflösen. Eine trübe Brühe muß es sein, dann habt Ihr richtig gerührt. Jetzt gebt Ihr die Brühe zu dem Salzmehl und knetet direkt mit Euren Händen alles zu einem dicken Teig.

Ein bißchen Mühe kostet sie Euch schon, diese Kneterei. kräftig und lange, so mindestens 5 Minuten, solltet Ihr mit dem Kneten schon durchhalten können. Dann laßt Ihr den Teig 10 Minuten an einem ruhigen Plätzchen bei Zimmertemperatur mit dem sauberen Geschirrtuch abgedeckt ruhen. Dabei wird er noch etwas größer und schöner.

In der Zwischenzeit ruht Ihr Euch auch ein bißchen aus! Danach holt Ihr das Backblech und fettet es mit der restlichen Sauerrahmbutter ein. Am besten mit Euren Händen. Eine herrlich glitschige Angelegenheit, und dazu geht es noch am schnellsten.

Wenn die 10 Minuten Teigruhe vorbei sind, dürft Ihr den Teig noch einmal kurz durchkneten und dann Mausebrötchen mit Mauseschwänzchen machen. Dazu nehmt Ihr ein bißchen Teig, formt ihn erst wie ein kleines Brötchen, etwas ballartig, gebt den

Ball auf das Backblech und drückt mit Eurer Handinnenfläche einmal den Ball etwas platt.

Nun müßt Ihr das Mäusemündchen etwas spitz formen, mit Euren Fingern könnt Ihr an einem Teigende den Teig etwas zusammendrücken.

Dann mit dem Teelöffelende die Augen stechen. Zum Schluß macht Ihr einen Mäuseschwanz, indem Ihr ein Teigstück wie eine Schlange formt. Das klebt Ihr an den Mäusekörper und ..... dann geht es für die Mäuse auf dem Blech für 20 Minuten in den Ofen.

Die Tasse mit dem Wasser stellt Ihr auf den Ofenboden. Das gibt dann etwas Wasserdampf. Dadurch werden die Mäuschen noch etwas dicker.

Guten Appetit, Ihr Schleckerkatzen!

TIPECKE:

Mäuschen schmecken lecker mit Sauerrahmbutter und Akazienhonig oder mit einer selbstgemachten Marmelade.

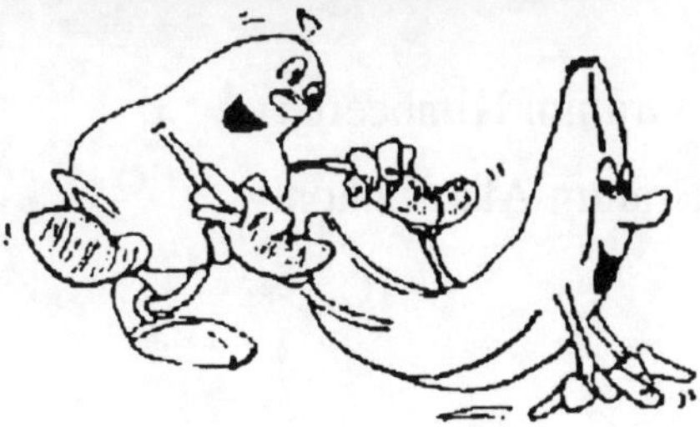

GUTEN MORGEN!!

SCHNELLE MARMELADE FÜR SCHLECKERMÄULER

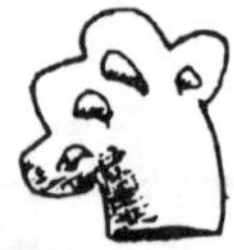

Diese Marmelade habt Ihr in zehn Minuten fertiggetüftelt. Es ist sogar eine so schnell Marmelade, daß Ihr Sie für das Sonntagsfrühstück erst am Sonntagmorgen anrühren braucht. Ganz schnell, ganz leicht, ganz lecker!

An Tüftelzutaten braucht Ihr:

150 Gramm Himbeeren

50 Gramm Akazienhonig

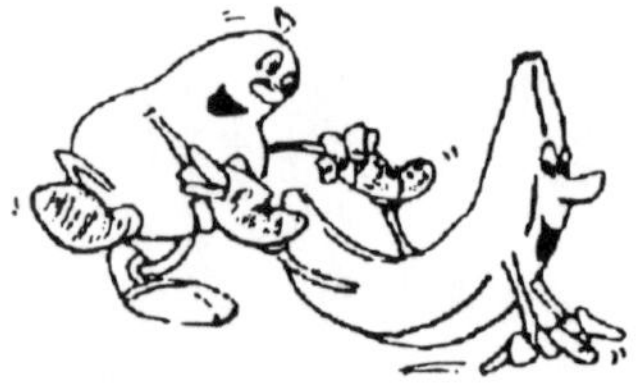

An Laborgeräten stellt Ihr Euch bereit:

Eine Rührschüssel, eine Gabel oder ein Püriergerät, einen Schneebesen, eine Waage, einen Eßlöffel und ein schönes Schraub- oder Marmeladenglas, um die schnelle Marmelade hineinzutun.

Und so wird die Marmelade getüftelt:

Die abgewogenen Himbeeren gebt Ihr in die Rührschüssel. So, nun müßt Ihr die Beeren mit der Gabel ganz kleindrücken. Mit der Gabel dauert es etwas länger als mit einem Püriergerät, da die Himbeeren ja richtig matschig gedrückt werden müssen. Mit einem Pürierstab aber habt Ihr den Nachteil, daß er länger als die Gabel gereinigt werden muß. Nun, wenn die Himbeeren klein genug sind, braucht Ihr nur noch den abgewogenen Akazienhonig dazu geben und alles miteinander mit dem Schneebesen kräftig verrühren.

Das ist ganz schnell gemacht, nicht wahr, und dazu ein superleckerer Brotaufstrich. Zunächst solltet Ihr jedoch die Beerenmarmelade in ein Marmeladenglas füllen. Das macht Ihr mit dem Eßlöffel. Danach stellt Ihr die Marmelade am besten ein wenig in den Kühlschrank... aber schon bald könnt Ihr die Marmelade dann schlecken.

TIPECKE:

Himbeeren gibt es im Juli und August. Habt Ihr einmal Lust auf Himbeermarmelade im Winter, könnt Ihr gefrorene Früchte im Laden kaufen und zuhause auftauen lassen. Natürlich könnt Ihr auch aus anderen Früchten Marmelade machen. Zum Beispiel Kiwimarmelade ist sehr lecker, oder aber Aprikosenmarmelade (vorher jedoch die Schale entfernen). Auch Pfirsichmarmelade schmeckt sehr gut und Erdbeeren eignen sich natürlich auch. Versucht ruhig mal eine andere Rezeptur (also anderes Obst) aus. Wichtig ist aber für Euch immer vorher zu wissen, ob Ihr das Obst auch vertragen könnt.

Übrigens, die Marmelade hält in Eurem Kühlschrank ungefähr drei Tage.

GUTEN MORGEN!!

GRÜNE CREME

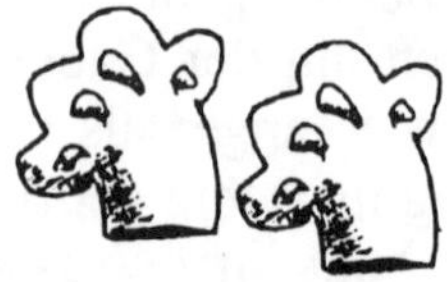

Das, was die Creme grün macht, sind die Avocados. Avocados sind Früchte, die aus Mittelamerika, also einem ganz anderen Kontinent stammen. Avocados haben einen leckeren, nußigen Geschmack.

An Tüftelzutaten braucht Ihr:

1 reife Avocado (merkt Ihr daran, wenn Ihr die Frucht ein bißchen eindrücken könnt).

4 Eßlöffel Orangensaft (entweder frisch gepreßt oder in der Flasche ohne Zucker aus dem Laden - wenn Euch Orangensaft nicht bekommt, könnt Ihr ihn einfach weglassen)

4 Eßlöffel Akazienhonig

1 Prise Ingwerpulver

An Laborgeräten stellt Ihr Euch bereit:

Ein großes Holzbrett, eine Gabel, ein Küchenmesser, eine kleine Rührschüssel, einen Eßlöffel für das Avocadofleisch, einen Eßlöffel für den Honig und einen Eßlöffel für den Orangensaft.

Und so wird getüftelt:

Nehmt zunächst das Holzbrett und legt die Avocado darauf. Nun schneidet Ihr die Avocado in der Mitte auf, halbiert sie und nehmt den Kern heraus. Ist die Avocado richtig reif, dann könnt Ihr mit dem Eßlöffel nach und nach das hellgrüne Avocadofleisch aus der Schale herausholen. Das könnte für Euch etwas knifflig werden. Laßt Euch deshalb wirklich Zeit beim "Avocadoaushäuten".

Ist das geschafft, legt Ihr das Avocadofleisch auf das Holzbrett und drückt es mit der Gabel klein. Die Avocado muß richtig mit der Gabel püriert werden, dann bekommt Ihr eine tolle Creme. Habt Ihr auch das geschafft, füllt Ihr das pürierte Avocadofleisch in die Rührschüssel. Nun gebt Ihr den Eßlöffel Honig dazu, rührt diesen mit der Gabel unter und danach noch den Orangensaft. Es muß alles schön mit der Gabel miteinander vermengt sein. Zum Schluß könnt Ihr dann die Prise Ingwerpulver dazugeben. Aber wirklich nur eine Prise! Das Mus füllt Ihr, damit es auch schön aussieht, in eine kleine Glasschüssel.

TIPECKE:

Paßt gut zu den Mäuschen. Schmeckt aber auch herrlich zum Plattbrot! Die grüne Creme hält in Eurem Kühlschrank etwa 2 Tage. Ihr müßt sie jedoch unbedingt immer ganz, ganz gut abdecken. Am besten aber in einem verschließbaren Behälter lagern. Die grüne Creme läuft sonst nämlich schwarz an ... und dann könnt Ihr sie nicht mehr essen.

SPIESSIGE STÄRKUNG IN DER PAUSE

PAUSENSPIESSE

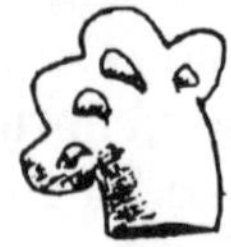

Habt Ihr einmal Lust auf ein besonderes Pausenbrot? Ein Pausenbrot, was lustig aussieht, richtig fit macht und bei dem es was zu tun gibt? Dann solltet Ihr mal die Pausenspieße machen und Euch für die Schule gleich mehrere einpacken!

An Tüftelzutaten braucht Ihr:

300 Gramm Obst oder Gemüse - ganz nach Eurem Geschmack und was die Jahreszeit gerade bringt

Zum Beispiel eignen sich für die Pausenspieße **an Obst:** Erdbeeren, Trauben, Äpfel, Birnen, Melonen, Pfirsiche, Kiwis usw. und **an Gemüse :** Tomaten, Möhren, rote Beete, Radieschen, Paprikaschoten

dazu benötigt Ihr noch eine Scheibe Vollkornbrot

und etwas Sauerrahmbutter

An Laborgeräten stellt Ihr Euch bereit:

einige Holzspieße (Schaschlikspieße - fragt hierzu Eure Eltern) ein Holzbrettchen, ein Küchenmesser, ein Besteckmesser

Und so werden die Pausenspieße getüftelt:

Zunächst beschmiert Ihr das Vollkornbrot auf dem Holzbrettchen mit Sauerrahmbutter. Dazu benutzt Ihr das Besteckmesser. Nun schneidet Ihr das Brot in der Hälfte durch und klappt es einmal zusammen. Danach wird die Brotschnitte in mittelgroße Vierekke geschnitten....

So, der erste Pausenspießtüftelteil ist beendet.

Jetzt müßt Ihr das Obst oder das Gemüse waschen, putzen und je nach Sorte und Eurer Verträglichkeit mit dem kleinen Küchenmesser auch noch schälen .Danach sollte alles Obst und/ oder Gemüse in kleine Scheiben oder andere aufspießbare Stückchen geschnitten werden.

Wenn Ihr das habt, kann es mit der Spießerei losgehen. Nehmt dazu einen Holzspieß und spießt nun abwechselnd, ganz nach Eurer Lust und Laune, aber immer schön bunt, Brotstücke und Obst- und Gemüsestücke drauf, bis der Spieß voll ist.

Ganz einfach, nicht wahr!

TIPECKE:

In einer Brotdose könnt Ihr die Pausenspieße wunderbar zur Schule oder in den Kindergarten transportieren.

MITTAGESSEN OHNE MILCH UND OHNE EI

ROTER ZOTTELSALAT

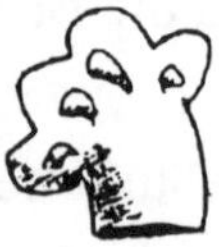

Wenn man Möhren auf der Gemüsereibe reibt, kommen rote Zottel am anderen Ende heraus. Das sieht dann so aus, als hätte einer eine Zottelfrisur. Nur, daß die roten Möhrenzottel besser schmecken als Zottelhaare!

An Tüftelzutaten benötigt Ihr:

4 mittelgroße Möhren

1 Apfel

1 Teelöffel Akazienhonig

1 Eßlöffel Zitronensaft (wenn Ihr ihn vertragt)

ein paar Nüsse nach Eurer Wahl und Verträglichkeit

zum Verzieren

An Laborgeräten stellt Ihr Euch bereit:

eine Gemüsereibe, eine Salatschüssel, einen Teelöffel, einen Eßlöffel, Salatbesteck, einen Schneebesen, eine Gemüsewaschbürste, ein Holzbrettchen, ein Küchenmesser

Und so wird der Zottelsalat getüftelt:

Nehmt zunächst die Möhren und wascht Sie unter dem Wasserhahn ab. Mit der Gemüsewaschbürste könnt Ihr die Möhren abschrubben, so wie man schmutzige Hände mit einer Bürste abschrubbt. Wenn Ihr die Möhren abgeschrubbt habt, braucht Ihr sie auch nicht mehr abzuraspeln oder zu schälen.

Nach dem Möhrenbürstenputz nehmt Ihr erst einmal die Salatschüssel und gebt den abgemessenen Zitronensaft und den Honig hinein. Rührt mit dem Schneebesen alles zu einer Soße zusammen. Nun holt Ihr die Gemüsereibe und reibt die Möhren nach und nach in die Salatschüssel hinein. Das ist schon ein bißchen anstrengend, aber es lohnt sich!

Wenn die Möhren gerieben sind, müßt Ihr den Apfel auf dem Holzbrettchen mit dem Küchenmesser aufschneiden und entkernen. Wenn Ihr wollt, könnt Ihr den Apfel mit Schale auf der Gemüsereibe zu den Möhren reiben; es geht aber auch ohne Schale, wenn Ihr ihn so besser vertragt. Ist der Apfel aus der Reibe herausgezottelt, mischt Ihr alle Salatzutaten mit dem Salatbesteck in der Schüssel gut zusammen. Dann ist der rote Zottelsalat auch schon fertig. Zur Zierde gebt Ihr nur noch ein paar Nüsse oben drauf.

Guten Appetit

MITTAGESSEN OHNE MILCH UND OHNE EI

GETREIDEPFANNE

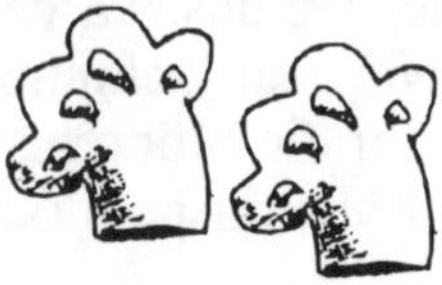

Aus Getreide lassen sich immer tolle Sachen tüfteln. Zum Beispiel Brot, Brötchen, Kuchen und anderes Gebäck, aber auch Aufläufe und Frikadellen sind schnell aus Getreide gemacht. Noch schneller aber als all die aufgezählten Getreidespezialitäten ist Getreidegemüse in der Kinderküche. Und das geht so:

An Tüftelzutaten benötigt Ihr:

200 Gramm Grünkernschrot
125 Gramm Wasser
4 Möhren
einen Teelöffel Sojamehl
1/2 Teelöffel Kräutersalz
4 Eßlöffel Sonnenblumenöl
1 kleine Zwiebel
1 Eßlöffel Obstessig
1 Teelöffel Gemüsebrühe

An Laborgeräten stellt Ihr Euch bereit:

eine Pfanne, einen Topf, einen Herd,ein Holzbrettchen, einen Teelöffel, einen Eßlöffel, ein Küchenmesser, einen Pfannenwender, fürs Zwiebelschneiden Taucherbrille und Wäscheklammer, einen Meßbecher, einen Holzlöffel

Und so wird das Getreidegemüse gekochtüftelt:

Stellt zunächst den Topf auf den Herd, gebt das abgemessene Wasser sowie den Teelöffel Gemüsebrühe und den Grünkernschrot hinein. Dann erhitzt Ihr die Flüssigkeit mit dem Getreide. Dabei müßt Ihr aber darauf achten, daß Ihr mit dem Holzlöffel ständig den Grünkernschrot in dem Wasser umrührt und zwar so lange, bis alles zusammen kocht. Ist das geschehen, müßt Ihr die Herdplatte auf die kleinste Stufe hinunterstellen und den Grünkernschrot dabei ungefähr 30 Minuten quellen lassen. Das bedeutet, daß sich das Getreide in dieser Zeit mit Wasser vollsaugt und deshalb später von Euch besser zu braten bzw. auch zu essen ist. Während der Quellzeit könnt Ihr aber schon die Möhren waschen und auf dem Holzbrettchen mit dem Küchenmesser in kleine Würfelstücke schneiden. Das geht so: Halbiert zunächst die Möhre, viertelt sie (dann habt Ihr also vier Streifen Möhre) und schneidet jeden Streifen in kleine Stücke. Fertig. Wenn der Grünkern im Topf eine halbe Stunde gequollen hat, müßt Ihr den Topf vom Herd nehmen und etwas auskühlen lassen (ungefähr fünf Minuten). Dann könnt Ihr den Grünkernschrot mit dem Sojamehl und dem Salz mischen. Jetzt rührt Ihr noch den Obstessig dazu, gebt die Möhrenwürfel darunter und schneidet dann die Zwiebel mit dem Küchenmesser auf dem Holzbrettchen mit Taucherbrille und Wäscheklammer auf der Nase, ebenfalls in kleine Würfelstücke. Die gebt Ihr zum Schluß unter das Getreide.

So, jetzt kommt der "schnelle Schluß": Ihr nehmt die Pfanne, gebt das abgemessene Sonnenblumenöl hinein und stellt die Herdplatte auf höchste Stufe an. Ist das Öl in der Pfanne heiß, kommt das Getreidegemüse in die Pfanne .... und, Ihr bratet es nun unter hin- und herbewegen mit dem Pfannenwender ungefähr 15 bis 20 Minuten.

Fertig!

MITTAGESSEN OHNE MILCH UND OHNE EI

SONNENSUPPE AUS DER ERDE

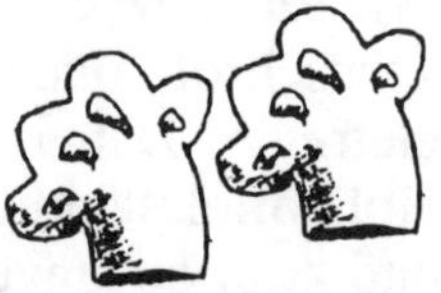

Ein wenig verwunderlich hört sich der Name schon an! Eine Sonnensuppe aus der Erde. Das ist möglich, aber nur mit Kartoffeln. Die kann man nämlich zu einer gelben Suppe kochen, so daß die Suppe fast die Farbe der Sonne hat.

An Tüftelzutaten braucht Ihr:

1 ganzes Kilogramm, also 1000 Gramm Kartoffeln

1 Möhre

2 Zwiebeln

1 Stange Lauch

100 Gramm Sahne (halber Becher Sahne)

1 halben Teelöffel Pfeffer

1 Teelöffel Meersalz

1 halben Teelöffel Muskat

1,5 Liter Gemüsebrühe

An Laborgeräten stellt Ihr Euch bereit:

einen großen Suppentopf mit Deckel, ein Holzbrettchen, ein Gemüsemesser, einen Kartoffelsparschäler, einen Meßbecher, einen Teelöffel, einen Holzkochlöffel zum Umrühren, einen Pürierstab, eine Taucherbrille.

Und so wird das Sonnensüppchen gekochtüftelt:

Nehmt zunächst die Kartoffeln und schält die Schalen mit dem Kartoffelschäler ab. Wer seine Eltern überreden kann, der sollte sich das Kartoffelschälen mit dem Sparschäler erst einmal zeigen lassen. Die Erwachsenen können das meistens sehr gut und schnell (und helfen Euch bestimmt gleich mit)! Habt ihr die Kartoffeln geschält, stellt Ihr zuerst den großen Suppentopf mit der abgemessenen Gemüsebrühe auf den Herd und schaltet die höchste Wärmestufe ein. Ihr müßt die Kartoffeln jetzt erst einmal kurz abwaschen und dann auf dem Holzbrettchen mit dem Messer in kleine Würfel schneiden. Die gebt Ihr in die kochende Gemüsebrühe, stellt die Herdplatte auf eine kleinere Wärmestufe, so ungefähr 1 bis 1,5, und säubert gleich darauf die Möhre. Die bürstet Ihr am besten ab. Auch die Möhre schneidet Ihr in kleine Stücke und gebt sie in die Gemüsebrühe.

Deckel drauf!

Jetzt wirds traurig!

Wer eine Taucherbrille zur Hand hat, der setzt sie jetzt auf, alle anderen nehmen die Zwiebeln und halten sie zunächst unter kaltes Wasser. So verhindert Ihr wenigstens ein bißchen, daß Euch Zwiebeltränen kommen. Die Zwiebeln müssen leider auch ziemlich klein geschnitten werden, bis sie ins Gemüsesüppchen kommen können.

Wenn die Zwiebeln endlich im Suppentopf verschwunden sind, kommt der Deckel darauf und die Suppe muß nun 15 Minuten köcheln. Sind die 15 Minuten vorbei, nehmt Ihr den Suppentopf von der warmen Herdplatte und pürriert im Topf mit dem Pürierstab die Kartoffeln und die Möhren sowie die Zwiebeln zum Sonnensüppchen. Ein wenig vorsichtig müßt Ihr beim Pürieren schon sein. Denn kommt Ihr zu sehr mit dem Stab aus dem Topf heraus, spritzt Euch die Sonne um die Ohren.

Ist aber alles schön sämig püriert, braucht Ihr nur noch die abgemessenen Gewürze wie Kräutersalz, Pfeffer und Muskat unterrühren. Zum Schluß müßt Ihr die Sahne unter die Suppe rühren und dann den Suppentopf noch mal schnell heiß machen. Stellt den Topf dazu auf die heiße Herdplatte zurück und schaltet sie wieder auf die höchste Stufe. Die Suppe muß kurz aufkochen. In der Zwischenzeit aber schneidet Ihr die gewaschene Lauchstange mit dem Küchenmesser auf dem Küchenbrett in kleine Gemüseringe.

Wenn die Suppe fertiggekochtüftelt ist und Ihr Sie in Suppenteller verteilt, dann können die Gemüseringe wie eine Sonne mit Strahlen auf die Suppe gelegt und dann serviert werden.

TIPECKE:

Ihr könnt die Suppe auch mit Kräutern oder Brotstückchen verfeinern.

MITTAGESSEN OHNE MILCH UND OHNE EI

KINDERPOMMES MIT KETCHUP

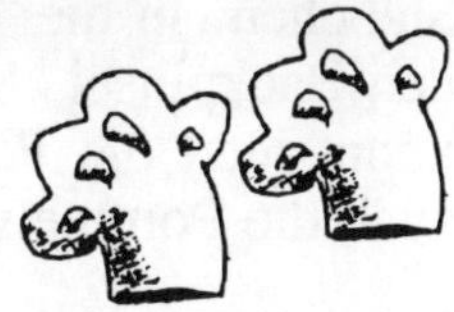

"Pommels", sagt der Kinderkoch zu Pommes Frittes. Die könnt Ihr selber aus rohen Kartoffeln zaubern. Versucht es erst einmal mit einer kleinen Menge und

nehmt dazu an Tüftelzutaten pro Kind:

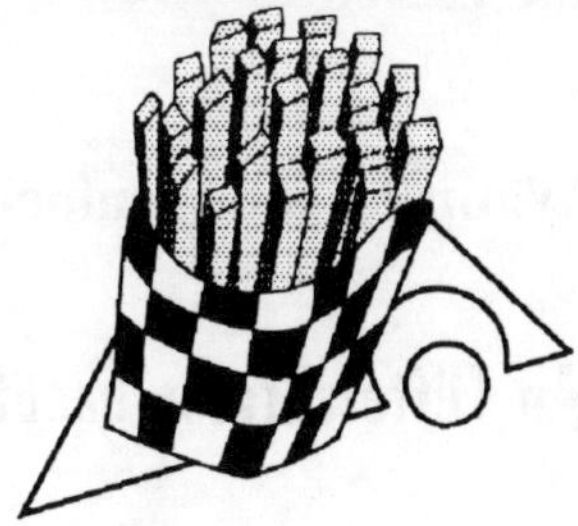

3 mittelgroße Kartoffeln

etwas kaltgepreßtes SonnenblumenÖl

etwas Vollmeersalz

An Laborgeräten stellt Ihr Euch bereit:

einen Backofen, ein Backblech, einen Backpinsel, eine Tasse, ein Holzbrett, einen Gemüsesparschäler, ein Küchenmesser, einen Pfannenwender, ein sauberes Küchentuch, eine Eieruhr, Kochhandschuhe

Und so werden die Pommels gebacktüftelt:

Nehmt das Backblech aus dem Backofen und heizt den Ofen auf 220 Grad vor.

Zuerst schält Ihr die Kartoffeln mit dem Gemüsesparschäler auf dem Holzbrettchen. Die geschälten Kartoffeln müßt Ihr kurz waschen und dann mit dem sauberen Küchentuch trocken machen. So, jetzt die Kartoffeln auf dem Holzbrettchen in mitteldikke Scheiben schneiden und die Scheiben wieder in pommelsgroße Stäbchen. In die Tasse laßt Ihr etwas Öl laufen und tunkt darin den Backpinsel. Mit dem ölt Ihr das Backblech kräftig ein. Ihr könnt jetzt die Pommelsstäbchen auf das Backblech legen und auch die Pommels so gut es geht mit dem Backpinsel einölen.

Nun kommen die Pommelsstäbchen in den Ofen und werden gebacken. Insgesamt 30 Minuten, wobei Du nach 15 Minuten die Pommels mit dem Pfannenwender einmal auf dem Blech umdrehen mußt. Weil man sich dabei so schnell verbrennen kann, solltet Ihr auf jedem Fall den Kochhandschuh anziehen, oder aber, Ihr laßt das lieber größere Geschwister bzw. Eure Eltern machen. Um den Pommelswendepunkt nicht zu verpassen, stellt Ihr Euch die Eieruhr.

Während die Pommels im Ofen sind, rührt Ihr das Ketchup.

An Tüftelzutaten benötigt Ihr:

150 Gramm reines Tomatenmark

100 Gramm Wasser

1 Messerspitze Paprikapulver

1 Messerspitze Pfeffer

1 Messerspitze Salz

1 Eßlöffel Obstessig

1 Eßlöffel Akazienhonig

1 Eßlöffel getrocknetes Basilikum

An Laborgeräten stellt Ihr Euch bereit:

eine kleine Rührschüssel, einen Eßlöffel, ein Messer, einen Schneebesen, eine kleine Soßenschüssel, eine Waage

Und so wird das Ketchup getüftelt:

Nehmt die Rührschüssel und gebt zunächst das Tomatenmark und das Wasser hinein. Rührt mit dem Schneebesen alles zusammen und fügt nun nach und nach je eine Messerspitze Paprikapulver, Pfeffer und Salz dazu. Danach gebt Ihr den Eßlöffel Obstessig in die rote Soße hinein und erst dann den Akazienhonig. Rührt mit dem Schneebesen das Ketchup gut um. Zum Schluß noch das getrocknete Basilikum hineinrühren ... fertig ist das Pommelsketchup. Jetzt das Ketchup nur noch in die Soßenschale geben und wenn die Pommels fertig gebacken sind, könnt Ihr die Pommels ins Ketchup tunken.

Viel Spaß dabei!

TIPECKE:

Wenn Ihr eine Spritzflasche habt, könnt Ihr das Ketchup auch dahinein füllen. Dann kommt so richtiger Ketchupspaß beim Pommelsessen auf ... wenn's spritzt! Das Ketchup hält sich ungefähr 3 Tage im Kühlschrank.

SÜSSER NACHMITTAG

GESTREUSELTER KUCHEN

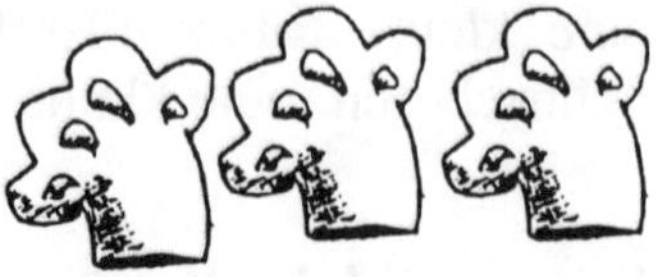

Streusel kommt von streuen. Der gestreuselte Kuchen ist gebacken und voller Streusel gestreut. Das sind richtig betrachtet kleine, lustige und sehr leckere Teigtüpfelchen auf einem Kuchen.

An Tüftelzutaten benötigt Ihr:

Für den Teig:

500 Gramm Weizenvollkornmehl

1 Würfel Hefe

eine halbe Tasse Wasser

3 Eßlöffel Akazienhonig

1 Messerspitze Vollmeersalz

200 Gramm weiche Sauerrahmbutter

Sauerrahmbutter fürs Blech

Für die Streusel braucht Ihr dazu:

300 Gramm Weizenmehl

3 Eßlöffel AkazienHonig

100 Gramm Sauerrahmbutter

1 halben Teelöffel Vanillegewürz

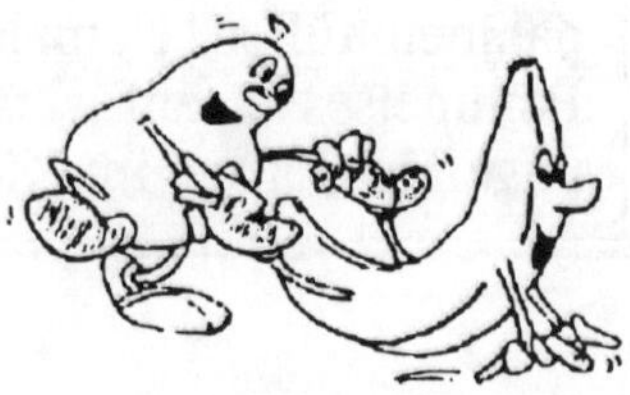

Und an Laborgeräten stellt Ihr Euch bereit:

eine Tasse, natürlich einen Ofen zum Kuchen backtüfteln, ein Backblech, eine Waage, zwei Rührschüsseln, eine Gabel, ein Besteckmesser, einen Eßlöffel, einen Teelöffel, eine Teigrolle, eine Eieruhr.

Und so wird gebacktüftelt:

Zuerst macht Ihr den Teigboden: Ihr füllt die Tasse zur Hälfte mit warmem Wasser und löst den Hefewürfel darin auf. Danach gebt Ihr noch die Eßlöffel Honig hinein und rührt alles zu einer trüben Flüssigkeit. Nun nehmt Ihr eine Rührschüssel, gebt das Weizenmehl hinzu und die sehr weiche Sauerrahmbutter. Ihr verknetet jetzt das Mehl mit der Sauerrahmbutter, am besten mit Euren Händen. Danach gebt Ihr die Flüssigkeit aus der Tasse in die Rührschüssel dazu. Jetzt knetet Ihr alles zu einem schönen, glatten Teigklumpen. Etwa 5 Minuten sollte die Kneterei dauern.

Habt Ihr das geschafft, nehmt Ihr das Backblech, fettet es mit der restlichen Sauerrahmbutter ein und verteilt den Teig auf dem Blech. Das gelingt Euch am besten, wenn Ihr Eure Hände naß macht und den Teig glatt auf dem Blech verteilt. Der Teig muß für das ganze Blech reichen. Habt Ihr dabei Schwierigkeiten, solltet Ihr eine Teigrolle zu Hilfe nehmen. Die müßt Ihr vorher aber mit etwas Mehl bestreuen, denn sonst bleibt der Teig an der Teigrolle kleben.

Ist der Teig gut verteilt, deckt Ihr ihn mit einem sauberen Geschirrtuch ab und stellt das Blech an einen warmen Platz. Jetzt kann der Teig sich vor dem Backen noch mal etwas ausruhen und dabei an Schönheit zulegen.

Stellt aber den Backofen schon mal auf 180 Grad an.

Die Streusel tüftelt Ihr gleich danach:

Nehmt dazu die zweite Rührschüssel und gebt die weiche Sauerrahmbutter hinein. Drückt diese mit der Gabel ein bißchen glatt und fügt den Honig, das Vanillepulver und das Weizenvollkornmehl dazu. Jetzt könnt Ihr Eure Hände wieder benutzen und alles verkneten und zerdrücken. Das müßt Ihr so lange manchen, bis kleine Krümmel entstehen. Das sind dann die Streusel.

Die Streusel gebt Ihr jetzt auf den ausgeruhten Kuchenboden. Sie müssen sehr gleichmäßig darauf verteilt werden.

Und dann geht das Blech ab in den Ofen. Ungefähr 30 bis 40 Minuten, dann ist der Streuselkuchen für den Nachmittagstee fertig.

Am besten stellt Ihr Euch hierzu wieder die Eieruhr!

TIPECKE:

Bevor Ihr die Streusel auf den Kuchenboden legt, könnt Ihr auch etwas Obst darauflegen. Hierzu eignen sich sehr gut entkernte Kirschen, Apfelscheiben, Birnenstücke oder Aprikosen (Achtet nur darauf, daß Ihr die Früchte vertragen könnt). Liegt das Obst auf dem Boden, werden die Streusel darübergestreut. Der Kuchen kann dann gebacken werden wie der Streuselkuchen ohne zusätzlichen Obstbelag.

SÜSSER NACHMITTAG

FRUCHTPLÄTZCHEN

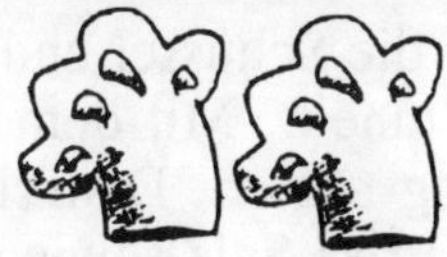

Diese Fruchtplätzchen sind etwas wirklich Feines. Als gesunde Nascherei könnt Ihr sie nicht nur am Nachmittag vernaschen. Auch im Kindergarten, in der Schule, als Mitbringsel zu Euren Freunden oder als ein kleines Geschenk, könnt Ihr die Fruchtplätzchen einpacken. Am besten macht Ihr gleich mehr davon!

An Tüftelzutaten benötigt Ihr:

250 Gramm Sauerrahmbutter

100 Gramm Akazienhonig

1 Messerspitze Vanillepulver

1 Prise Salz, 1 Messerspitze Zimt

350 Gramm Weizenvollkornmehl

200 Gramm einer der Früchte in Klammern (Himbeeren, Aprikosen, Erdbeeren, Kiwis)

etwas Sauerrahmbutter fürs Blech

etwas loses Mehl oder auch Streumehl genannt

An Laborgeräten stellt Ihr Euch bereit:

eine Waage, zwei Messer, eine Rührschüssel, einen Mixer mit Schneebesen, einen Pürierstab, eine normale Schüssel, einen Teelöffel, ein Holzbrettchen,einen Holzlöffel, ein Brotmesser, einen Teller, Alufolie, eine Eieruhr, einen Kühlschrank, zwei Backbleche, einen Teelöffel.

Und so werden die Fruchtplätzchen gebacktüftelt:

Nehmt zunächst die Schüssel und gebt dort die Sauerrahmbutter und den Honig hinein. Mit dem Rührgerät müßt Ihr nun diese Zutaten schaumig rühren. Danach können die Messerspitze Vanillepulver, die Prise Salz sowie die Messerspitze Zimt dazugegeben werden. Hab Ihr auch die Gewürze verrührt, fügt Ihr das abgemessene Weizenvollkornmehl zu der Masse und knetet nun mit Euren Händen einen glatten Teig von allem. So, jetzt braucht Ihr ein größeres Stück Alufolie. Den Teig formt Ihr in ein längliches Stück, legt Ihn längs in die Alufolie und wickelt den Teig darin ein, so daß aus dem Teig darin eine Teigrolle wird. Die Teigrolle muß ungefähr 3 cm dick sein. Hab Ihr das geschafft, legt Ihr die Alufolie samt Teig in den Kühlschrank. Und das für eine ganz Stunde lang. Stellt Euch hierzu die Eieruhr.

In der Zwischenzeit könnt Ihr das Früchtemus für die Plätzchen zubereiten. Dazu holt Ihr die hohe Rührschüssel, gebt das Obst hinein und püriert es mit dem Pürierstab zu einem schönen glatten Mus. Das geht ganz einfach und recht schnell! Hab Ihr auch das geschafft, heizt Ihr den Ofen auf 175 Grad vor und fettet mit der Sauerrahmbutter schon mal die Backbleche ein. Wenn die Teigrolle eine Stunde im Kühlschrank war, könnt Ihr sie herausholen und aus der Alufolie auspacken. Legt die Teigrolle auf das Holzbrettchen und schneidet nun mit dem Brotmesser zentimeterdicke Scheiben von der Rolle, solange, bis sie aufgebraucht ist. Die Scheiben legt Ihr auf die Backbleche und drückt dann mit dem Holzlöffelstiel in die Mitte der Plätzchenscheiben eine Mulde. In diese Mulde füllt Ihr dann mit dem Teelöffel immer ein bißchen von dem Obstmus hinein. Hab Ihr alle Plätzchen gefüllt, konnen die Backbleche in den Ofen wandern.

20 Minuten müssen die Plätzchen jetzt backen. Dann sind sie fertig und Ihr könnt sie, gleich nachdem sie abgekühlt sind, vernaschen.

TIPECKE:

In einer Keksdose bleiben die Fruchtplätzchen lange frisch.

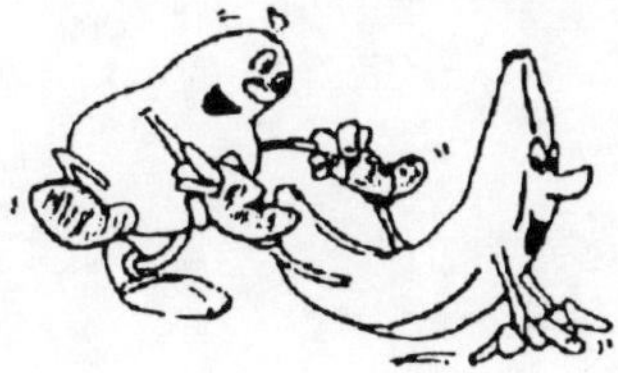

ABENDESSEN NICHT VERGESSEN

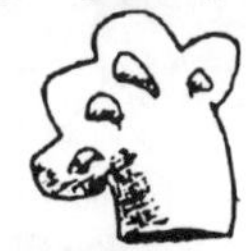

BUNT-GESUNDE ROHKOSTPLATTE MIT HÜTTENDIP

Rohkost ist lecker und gesund. Damit Ihr Eure Fitmacher, auch Vitamine genannt, mit Spaß verspeisen könnt, macht Euch zum (lustigen) Abendessen eine Rohkostplatte.

An Tüftelzutaten für die Gemüseplatte benötigt Ihr:

1 Möhre

1 Kohlrabi

3 Radieschen

1 Tomate

1/2 Paprikaschote

Für den Hüttendip:

100 Gramm Hüttenkäse

2 Eßlöffel Sahne

1 Prise Kräutersalz

1 Prise Pfeffer

1 Prise Paprikapulver

An Laborgeräten stellt Ihr Euch bereit:

ein Holzbrett, ein Küchenmesser, eine Gemüsebürste, ein sauberes Küchentuch, einen flachen Teller, eine kleine Schüssel, einen Eßlöffel.

Und so wird die Rohkost mit Hüttendip getüftelt:

Nehmt zuerst das Gemüse und säubert es. Die Möhren und die Radieschen solltet Ihr zusätzlich mit der Gemüsebürste abschrubben. Dann das Gemüse mit dem Küchentuch abtrocknen und nun auf dem Holzbrett mit dem Küchenmesser das Gemüse aufschneiden. Ihr könnt aus den Möhren und Radieschen Scheiben schneiden, aus der Paprikahälfte Streifen, aus der Tomate Viertel und aus dem Kohlrabi Würfel. Das ganze rohe Gemüse legt Ihr jetzt schön verteilt auf die flachen Teller. In der Mitte allerdings laßt Ihr noch etwas Platz frei, da kommt dann der Dip hin.

So, ein Teil wäre damit schon geschafft.

Jetzt noch den Hüttendip!

Dazu nehmt Ihr die kleine Schüssel, gebt den Hüttenkäse hinein und die abgemessene Sahne. Die rührt Ihr mit dem Eßlöffel unter den Käse. Nun gebt Ihr die Gewürze dazu, also das Salz, den Pfeffer und das Paprikapulver. So, fertig ist der Dip für die Rohkost. Den Dip braucht Ihr jetzt nur noch in die Mitte des Tellers zwischen das Gemüse zu legen.

Guten Appetit beim Hüttendip!

ABENDESSEN NICHT VERGESSEN

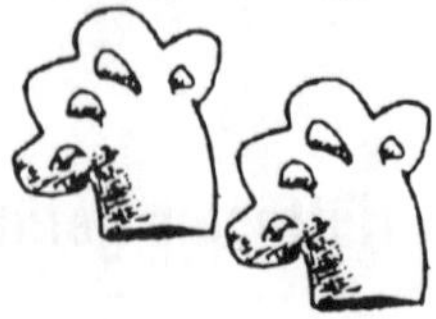

PLATTBROT

Plattbrot ist ein total flaches, knackiges und sehr leckeres Brot. Fladenbrot wird dieses Brot auch genannt. Es gehört zu einer der ältesten Brotsorten der Welt.

An Tüftelzutaten benötigt Ihr:

200 Gramm Weizenvollkornmehl

100 Gramm Roggenvollkornmehl

1 Teelöffel Kräutersalz

1 Teelöffel Basilium

2 Eßlöffel Sesam

220 Gramm lauwarmes Wasser

4 Eßlöffel kaltgepreßtets Sonnenblumenöl

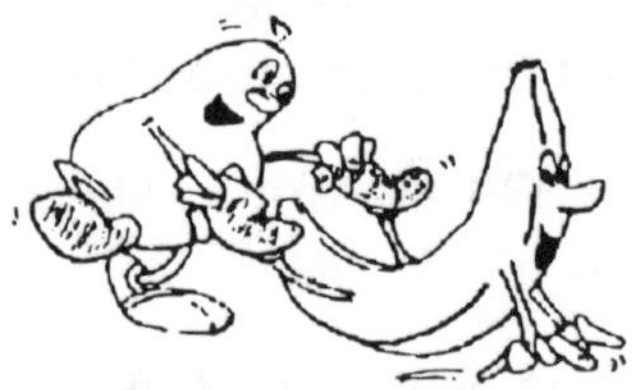

An Laborgeräten stellt Ihr Euch bereit:

eine Rührschüssel, einen Meßbecher, ein Backblech, einen Backpinsel, eine Tasse, ein Kuchengitter, und einen Ofen zum Backtüfteln natürlich auch.

Und so wird das Plattbrot gebacktüftelt:

Gebt in die Rührschüssel zunächst das Weizenmehl und das Roggenmehl und vermischt beides mit Euren Händen. Dazu gebt Ihr jetzt das Kräutersalz, den Sesam und das Basilikum und vermischt wieder alles mit Euren Händen.

Jetzt wird es für Euch matschig ... wunderschön matschig! Gebt ein bißchen Öl auf Eure Hände und dann das im Meßbecher abgemessene lauwarme Wasser in die Rührschüssel. Knetet nun sofort alles zu einem Teig zusammen. Der Teig muß geschmeidig sein und darf nicht mehr kleben, dann ist er richtig. Der Plattteig muß sich jetzt abgedeckt 30 Minuten ausruhen können. Das könnt Ihr auch ein wenig machen.

In der Platteigruhezeit solltet Ihr aber den Backofen auf 220 Grad vorheizen und das Backblech einölen. Dazu nehmt Ihr die Tasse, gebt das Sonnenblumenöl hinein und taucht den Backpinsel darin ein. Mit dem öligen Backpinsel könnt Ihr das Blech gut einfetten. Ist die Platteigruhezeit vorbei, müßt Ihr aus dem Teig kleine Stück abtrennen und ganz dünne, kuchentellergroße Plattbrote formen und diese auf das geölte Backblech legen. Am besten läßt sich die Plattkneterei auf einem Nudelbrett machen. Das Nudelbrett etwas einmehlen, und Ihr könnt den Teig richtig zu Tellerscheiben plattkneten und mit Euren Fäusten plattklopfen.

Bevor gebacken wird, ölt Ihr die Oberfläche der Plattbrote mit dem Backpinsel noch ein wenig ein. Dann ist es soweit! Das Backblech kommt mitsamt den Tellerteigscheiben in den Backofen. Jetzt 10 bis 15 Minuten in der Ofenmitte backen lassen, einmal zwischendurch umdrehen ... und .. fertig sind Eure Plattbrote!

TIPECKE:

Die Plattbrote könnt Ihr gut in einer geschlossenen Dose aufbewahren. Sie halten so bis zu 2 Wochen.

Mit der Grünen Creme oder dem Apfel-Zwiebel-Schmalz schmeckt das Plattbrot besonders gut.

ABENDESSEN NICHT VERGESSEN

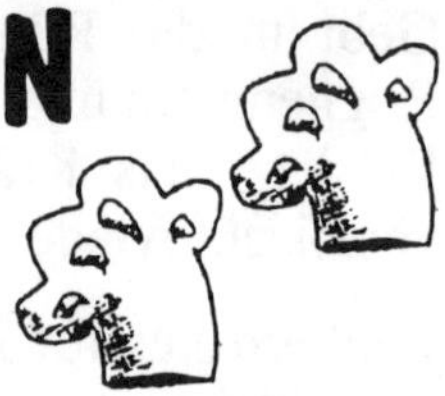

APFEL - ZWIEBEL - SCHMALZ

Das Zwiebelschmalz ist eigens für die Plattbrote vom Kinderkoch getüftelt worden.

Und das benötigt Ihr an Tüftelzutaten:

1 mitteldicken (süßen) Apfel

2 mittlelgroße Zwiebeln

150 Gramm Sauerrahmbutter

1 halben Teelöffel Käutersalz

An Laborgeräten stellt Euch bereit:

ein Küchenmesser, ein Holzbrett, einen Holzlöffel, eine Pfanne, eine Herdplatte, einen Teelöffel, eine feuerfeste Glasform, zwei flache Teller, eine Taucherbrille.

Und so wird gekochtüftelt:

Nehmt zunächst die Zwiebeln und schneidet diese auf dem Holzbrett mit dem Küchenmesser auf. Bevor es wieder Zwiebeltränen gibt, fragt entweder Eure Eltern,ob sie Euch die Zwiebeln schneiden, oder zieht wieder die Taucherbrille an beziehungsweise macht die Zwiebeln regelmäßig naß. Die Zwiebeln müssen recht klein, würfelartig geschnitten werden. Die kleinen Zwiebelstücke gebt Ihr auf den einen flachen Teller. Als nächstes schneidet Ihr den Apfel auf, schält Ihn und schneidet auch den Apfel in Würfel.

Diese Würfel gebt Ihr auf den anderen flachen Teller. Jetzt holt ihr die Pfanne herbei, stellt sie auf die Herdplatte und schaltet die höchste Stufe ein. Von der Sauerrahmbutter gebt Ihr ein kleines Stückchen in die Pfanne und, wenn das geschmolzen ist, sofort die Zwiebelstücke. Nun müssen die Zwiebeln erst einmal dünsten. Dazu schaltet Ihr die Herdplatte wieder etwas niedriger, so auf Stufe zwei, und bewegt und wendet mit dem Holzlöffel die Zwiebeln hin und her. Fünf Minuten muß das ungefähr gehen! Dann gebt Ihr auch die Apfelstücke dazu. Wieder bewegt Ihr mit dem Holzlöffel alles in der Pfanne hin und her, bis wieder fünf Minuten vorbei sind. Danach schaltet Ihr die Herdplatte ab, gebt die ganze restliche Sauerrahmbutter dazu und laßt sie langsam schmelzen. Zum Schluß könnt Ihr alles mit dem Kräutersalz würzen. Mit dem Kochlöffel verteilt und verrührt Ihr die weiche Sauerrahmbutter mit den Zwiebeln, den Apfelstücken sowie dem Salz.

Ja, und wenn alles gut miteinander vermischt ist, dann könnt Ihr das Schmalz in die feuerfeste Glasschüssel geben. Fertig ist der Brotaufstrich! Allerdings muß er erst ganz abgekühlt sein und dann noch mindestens eine halbe Stunde in den Kühlschrank. Doch dann dürft Ihr probieren.

TIPECKE:

Dieser Brotaufstrich hält ungefähr vier Tage, wenn Ihr ihn immer gut verschlossen im Kühlschrank aufbewahrt.

Guten Appetit!

NACHGESCHICHTE

So, liebe Kinder, das waren die ersten Rezepte vom Kinderkoch für Maria (und Euch natürlich) "Ohne Milch und ohne Ei".

Wenn sie Euch gefallen haben, dann könnt Ihr an den Kinderkoch schreiben. Wenn Euch die Rezepte nicht gefallen haben, natürlich auch. Vielleicht habt Ihr aber auch schon kinderleichte Rezepte ohne Milch und ohne Ei, die Ihr dem Kinderkoch schicken wollt.

Schreibt:

An den
Kinderkoch Ricky
c/o Michaels-Verlag
Sonnenbichl 12
86971 Peiting

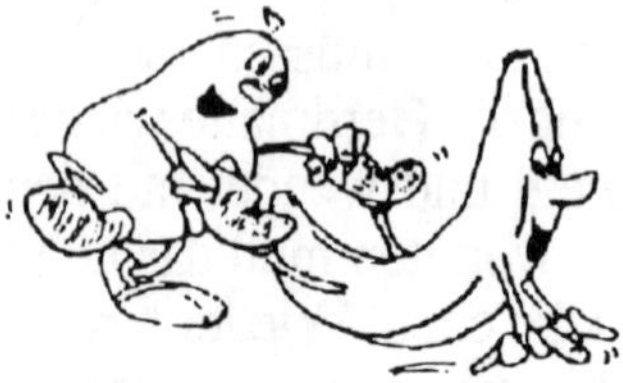

Rickys Kerngesunde Kinderküche III

KINDERFESTE

Vorgeschichte:

Ricky, der Kinderkoch der kerngesunden Kinderküche, stand kurz vor seinem Geburtstag. Wie in jedem Jahr wollte er zu seinem Geburtstagsfest eine Party geben und soviele Kinder einladen, wieviel Jahre er wurde. Dieses Mal waren es sieben.
Wenn Ricky auf anderen Kinderfesten war, wurden meistens Bratwürste, Pommes und Kartoffelsalat zum Essen angeboten. Zu seinem Geburtstag wollte der Kinderkoch jedoch alles ganz anders machen. Das war er schließlich seinem Namen schuldig. Wieder einmal verschwand er in seinem Kochlabor, schloß die Tür hinter sich ab, und tüfftelte eigens für seinen Geburtstag Kinderfesttagsschleckereien.
Als es am Geburtstag dann so weit war und alle Kindergäste an der Geburtstagstafel saßen, trug der Kinderkoch zu ihrer Überraschung ganz andere Sachen auf, als sie erwartet hatten.
Ihr hättet mal die erstaunten Gesichter der Kinder sehen sollen. Mit offenen Mündern saßen Sie vor der Tafel und bewunderten die tollen, bunten und gesunden Geburtstagsschleckereien. Statt Bratwürste und Kartoffelsalat, statt Mohrenköpfe und Gummibären, statt Limonade und Kakao hatte der Kinderkoch herrliche Kuchen, ein Fondue und leckere Getränke zubereitet.
Das wurde eine richtige Schlemmerschlacht und ... ratzeputz .. waren die leckeren Sachen aufgegessen.
Weil das alles so lecker war, fragten die Kinder nach den Rezepten aus dem Kochlabor von Ricky Koch! Und hier, liebe Kinder, sind sie für Euch alle noch einmal in diesem Bändchen aufgeschrieben. Damit könnt auch ihr ganz leicht, tolle Kinderschleckereien für Eure besten Kinderfeste machen. Und das muß nicht nur Eurer Geburtstag sein!

Viel Spaß und viele schöne Feste wünscht Euch

Eurer Kinderkoch

Ricky Koch

KINDERSCHLECKERGETRÄNKE für EUER Fest

Kennt Ihr das schon von den Großen? Wenn die ein Fest zu feiern anfangen, fragt der Gastgeber (z. B. das Geburtstagskind) ob der Gast (Kindergeburtstagsgäste) einen Aperitif oder Drink haben möchte. Das ist ein Getränk, das, wie die Erwachsenen immer sagen, den Appetit anregt oder aber die Stimmung etwas lockert. Erwachsene setzen sich dafür oft gar nicht erst hin, sondern trinken ihr Glas im Stehen leer. Dabei unterhalten sie sich manchmal über das Wetter oder den Stau auf der Straße, besonders, wenn sie sich untereinander noch nicht kennen.

So was ähnliches könnt Ihr auch mal auf Eurer Kinderparty ausprobieren. Aber redet ruhig normal miteinander und setzt Euch hin, wenn ihr wollt. Ein Glas im Stehen zu halten ist nämlich eigentlich eine schrecklich langweilige und außerdem anstrengende Sache für Kinder. Wichtig ist bei den Kinderschleckergetränken nur, daß Ihr sie richtig genießt. Und das geht manchmal im Sitzen eben besser.

KINDERBOWLE

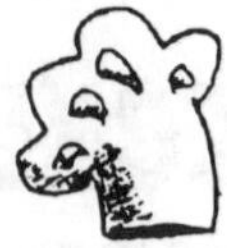

Ihr braucht dazu an Tüfftelzutaten:

400 Gramm Früchte der Saison (also zum Beispiel Beeren, Pfirsiche, Aprikosen, Kiwi, Äpfel usw.)

1/2 Liter naturtrüben Traubensaft

1,0 Liter Mineralwasser

1 Zitrone

1 Eßlöffel Honig

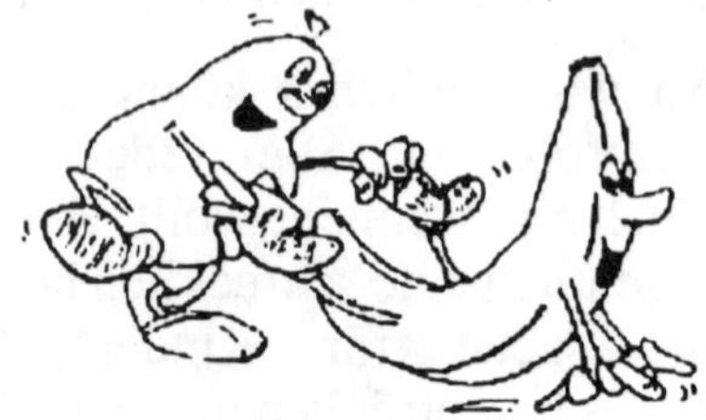

An Laborgeräten stellt Ihr Euch bereit:

Eine große Bowlenschale, einen Suppenlöffel, Bowlengläser, Zahnstocher, einen Holzlöffel, ein Holzbrettchen, ein Küchenmesser, eine Zitronenpresse, eine kleine Tasse.

Und so wird die Kinderbowle getüfftelt:

Stellt Euch zunächst die Bowlenschale an einen festen Platz. Füllt danach den Traubensaft in die Schale und dann das Mineralwasser. Nun rührt Ihr erst einmal alles mit dem Kochlöffel um. In die Tasse gebt Ihr jetzt den Honig. Die Zitrone schneidet Ihr auf dem Holzbrettchen mit dem Küchenmesser auf und presst den Saft auf der Zitronensaftpresse aus. Den gebt Ihr dann in die kleine Tasse zu dem Honig und rührt alles zusammen. Dieses Honigwasser gebt Ihr in die Bowlenschale, und rührt wieder alles mit dem Löffel um. Als nächstes müßt Ihr das Obst waschen, putzen und säubern und nach Eurem Belieben in kleine Stücke schneiden. Diese Obststücke gebt Ihr in die Bowlenschale zu der Flüssigkeit. Jetzt braucht Ihr alles nur noch umrühren und eine Stunde kühl stellen, am besten natürlich in den Kühlschrank.

TIPECKE:

Die Kinderbowle könnt Ihr mit dem Suppenlöffel gut in die Bowlengläser füllen und das Obst mit den Zahnstochern herausfischen. So ein Drink macht richtig Spaß!

MILCHSHAKE 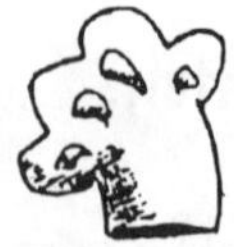

Shake ist Englisch und bedeutet übersetzt mischen. Ein Milchshake ist also ein gemischtes Getränk, meistens mit einer Frucht darin. Den Kindergeburtstagsmilchshake machen wir mit Bananen.

Und das braucht Ihr an Tüftelzutaten:

1 Liter gut gekühlte Milch

4 Bananen

2 Messerspitzen Vanille

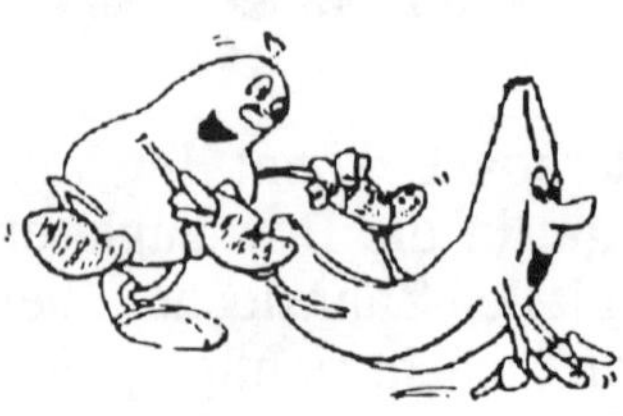

An Laborgeräten stellt Ihr Euch bereit:

Eine hohe Rührschüssel, ein Holzbrettchen, eine Gabel, ein Messer, ein Rührgerät.

Und so wird der Milchshake geshaketüftelt:

Füllt zunächst die gut gekühlte Milch in die hohe Rührschüssel. Nehmt jetzt das Holzbrettchen, schält die Bananen und drückt diese mit der Gabel klein. Pürieren nennt man das. Die Bananen müssen wirklich schon wie ein Brei aussehen, bis sie für den Milchshake richtig sind. Die zerdrückte Banane gebt Ihr in die hohe Rührschüssel zu der Milch und verrührt mit dem Mixer alles auf kleinster Stufe (kleinste Rühreinstellung) ungefähr eine Minute zusammen. Jetzt noch zwei Messerspitzen Vanille dazu, nochmal kurz umrühren und fertig ist der Milchshake. Den fertigen Milchshake könnt Ihr in hohe Milchgläser füllen.

TIPECKE:

Wenn Ihr zum Bananenshake noch einen Eßlöffel Zitronensaft rührt (aus einer Zitronen frisch gepreßten Saft), bleibt der Shake noch ganz lange Zeit hell. Ansonsten wird er nach einiger Zeit nämlich braun.Besonders gut schmeckt der Shake in einem hohen Milchglas, mit zwei Eiswürfeln zusätzlich.

GEBURTSTAGSSCHLECKEREIEN AUS DER RÖHRE

Süße Sachen, warm und duftend, so etwas muß es auf jedem Geburtstagsfest geben. Der Kinderkoch hat Euch dazu ein paar ganz einfache, aber himmlischleckere Rezepte getüftelt.

BRATIGEL

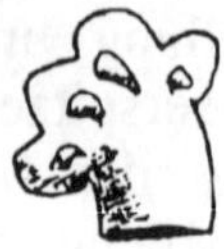

(am besten nehmt Ihr für jedes Kind einen ganzen Apfel)

Dieser Bratigel vom Kinderkoch hat sogar richtige Stachel .... lecker!

An Tüftelzutaten braucht Ihr pro Kind:

1 Apfel

25 Gramm geriebene Mandeln

1 Teelöffel Honig

1 Prise Zimt

etwas Butter

ungefähr 10 Mandelstifte

An Laborgeräten stellt Ihr Euch bereit:

Eine Waage, ein Küchenmesser, eine kleine Rührschüssel,einen Apfelausstecher, eine Gabel, einen Teelöffel, ein Backblech. Dazu braucht Ihr natürlichen noch einen Ofen.

Und so wird gebratigeltüftelt:

Heizt erst einmal den Backofen auf 200 Grad vor.

Die abgewogenen Mandeln mischt Ihr in der Rührschüssel mit dem Teelöffel Honig und der Prise Zimt zusammen. Danach wascht Ihr die Äpfel, entfernt den Stiel und stecht mit dem Apfelausstecher das Kerngehäuse aus dem Apfel heraus. Wenn Ihr das gemacht habt, ist der Apfel in der Mitte hohl. Das Backblech müßt Ihr jetzt einfetten und den ausgestochenen Apfel daraufstellen. Die Honig-Mandel-Zimt Masse füllt Ihr in die Höhle des Apfels. Nun stecht Ihr nach und nach die Mandelstifte in den Apfel hinein. Igelig, nicht wahr? Oben drauf, zum Abschluß, legt Ihr noch ein kleines Butterflöckchen, na ja, so ungefähr ein linsengroßes Stück, dadurch wird der Igel noch etwas besser im Geschmack beim Backen und trocknet nicht so aus. Außerdem ist das der Igelbackhelm. Das Backblech schiebt Ihr nun in den Backofen und laßt den Bratigel 30 Minuten braten.

TIPECKE:

Heiß bzw. warm gegessen, igelt es sich am besten!

KNABBERBÄLLCHEN 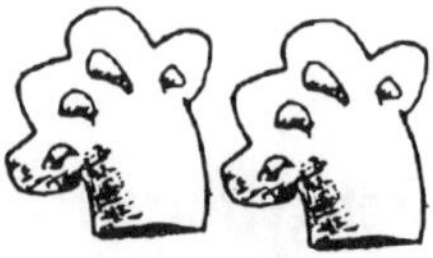

Geknabbert wird auf einem Kinderfest eigentlich immer. Geknabbert werden können Salzstangen, Nüsse, Popcorn oder aber die gesunden Knabberbällchen vom Kinderkoch

Das braucht Ihr an Tüftelzutaten:

2 Tassen Haferflocken

1 Tasse Kokosflocken

1 Tasse gemahlene Haselnüsse

1/2 Tasse Sonnenblumenkerne

3 Eßlöffel Honig

"knapp" 2 Tassen Milch

und etwas Butter

An Laborgeräten stellt Ihr Euch bereit:

Eine große Schüssel, jeweils eine Tasse für die Haferflocken, die Kokosflocken, Haselnüsse, Sonnenblumenkerne und die Milch, einen Eßlöffel, einen kleinen Topf,ein Messer, ein Geschirrtuch, eine Eieruhr, einen Holzlöffel, ein Backblech und natürlich einen Ofen.

Und so wird geknabbertüftelt:

Nehmt die große Schüssel und gebt zunächst die Haferflocken, dann Kokosflocken, die Haselnüsse und Sonnenblumenkerne hinein. Nun vermischt Ihr mit dem Holzkochlöffel die Zutaten miteinander. Die Milch gebt Ihr mit dem Honig in den kleinen

Topf und wärmt alles einwenig auf dem Herd auf, und zwar so, daß sich der Honig in der lauwarmen Milch löst. Wenn die Milch warm ist, müßt Ihr sofort den Topf von der heißen Herdplatte nehmen. Ist der Honig richtig aufgelöst, gebt Ihr die Honigmilch zu den Zutaten in die Schüssel.

So, nun müßt Ihr kräftig rühren, bis alles gut vermengt ist. Den Knabberbällchenteig stellt Ihr jetzt ungefähr eine halbe Stunde, mit dem Geschirrtuch zugedeckt, an einen zimmerwarmen Platz.

Bis die halbe Stunde zum Quellen des Teiges vergangen ist, könnt Ihr schon mal den Backofen auf 170 vorheizen. Der Teig muß quellen, da die Milch in der Zeit von den Flocken und gemahlenen Nüssen aufgesaugt wird und der Teig für Euch dadurch erst richtig formbar wird. Das Backblech könnt Ihr übrigens schon jetzt mit etwas Butter einfetten. Am besten macht Ihr das mit Euren Händen. Auch wenn das eine recht schmierige Sache ist, klappt es mit dem Butterverteilen auf dem Blech noch so am besten und schnellsten. Danach natürlich die Hände mit warmem Wasser abwaschen.

So, und dann kann es nach der halben Stunde mit der Kneterei losgehen. Macht Eure Hände ein wenig naß, nehmt etwas Teig und formt dann kleine Kugeln. Die legt Ihr auf das Backblech. Wenn der Teig aufgeknetet ist, schiebt Ihr nur noch das Backblech für ungefähr 25 Minuten in den Ofen und backt die Knabberbällchen, bis sie oben goldigbraun sind. Stellt Euch aber vorsichtshalber die Eieruhr!

Die duften .... mh...

TIPECKE:

Die Knabberbällchen könnt Ihr für Eure Kinderparty herrlich in buntes Papier einpacken und Euren Gästen anbieten.

GEBURTSTAGSTORTE

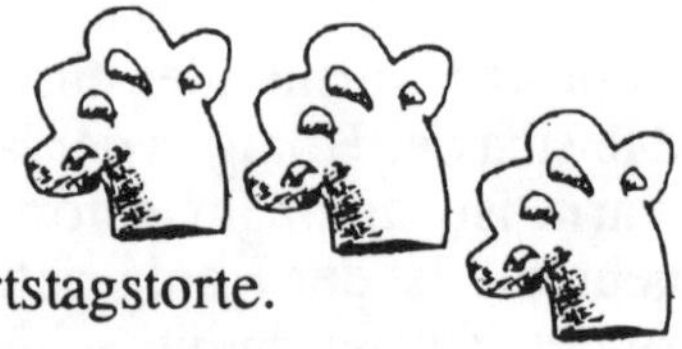

Jedes Geburtstagskind hat eine Geburtstagstorte.

Diese Torte hat sogar zwei Tortenböden. Zur Herstellung solltet Ihr Euch allerdings genügend Zeit nehmen. Ein wenig knifflig wird es bei der Tortentüftelei nämlich schon.

Stellt Euch für den Geburtstagstortenboden an Tüftelzutaten bereit:

(Angaben für einen Boden)

100 Gramm weiche (zimmerwarme)Butter

2 Eier

50 Gramm Honig

100 Gramm Mehl

2 Teelöffel Weinsteinbackpulver

(gibt es im Reformhaus oder Bioladen)

etwas Butter zum Ausfetten

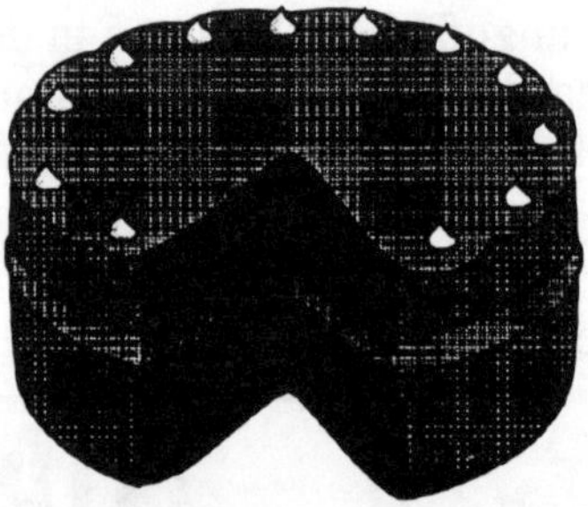

An Laborgeräten braucht Ihr:

Eine mittelgroße Rührschüssel, ein Rührgerät, einen Teelöffel, einen Gummiteigschaber, eine Tortenspringform mit dem Durchmesser von 20 Zentimetern.

Und so wird die Geburtstagstorte gebacktüftelt:

Erst einmal heizt Ihr den Backofen auf 180 Grad vor.

Nehmt zunächst die Rührschüssel, gebt die Butter hinein und rührt mit dem Rührgerät die weiche Butter etwas schaumig. Ungefähr zwei Minuten solltet Ihr die Butter durcharbeiten. Danach fügt Ihr die Eier zur Butter, rührt nochmals mit dem Rührgerät zwei Minuten alles zusammen und fügt dann den Honig zur Butter-Eimasse.

Auch den Honig müßt Ihr gut mit der Butter-Eimasse verrühren. Danach gebt Ihr das abgemessene Backpulver hinein, rührt wieder kräftig durch. Zum Schluß rührt Ihr nach und nach das abgemessene Weizenvollkornmehl in die Schüssel und knetet den Teig mit dem Rührgerät ungefähr drei Minuten durch. Das Ganze nennt sich übrigens Rührteig.

Die Springform braucht Ihr jetzt nur noch mit etwas Butter auszufetten, entweder mit einem Stückchen Papier, oder aber mit Euren Händen. Den Teig gebt Ihr dann aus der Rührschüssel in die Kuchenform hinein, verteilt ihn noch gleichmäßig in der Form und dann ..... ab in den heißen Backofen. Der Teig muß jetzt 30 Minuten auf der mittleren Schiene des Backofens gebacken werden. Wenn der Boden fertiggebacken ist, laßt Ihr ihn zuerst auskühlen, bis Ihr den Tortenboden auf ein Kuchengitter gleiten laßt.

So, dann habt Ihr schon einen Tortenboden fertig. Ihr braucht aber zwei für eine Geburtstagstorte! Deshalb müßt Ihr die gleiche Tortenbodenprozedur noch einmal machen. Wer allerdings von Euch in der glücklichen Lage ist, zwei gleichgroße Springformen im Kochlabor zu haben, der kann natürlich gleich die doppelte Teigmenge anfertigen, in den Tortenformen verteilen und im Ofen zusammen abbacken.

Habt Ihr die beiden Tortenböden fertig, könnt Ihr die Tortenfüllung und Tortenverzierung zubereiten:

An Tüftelzutaten stellt Ihr Euch bereit:

350 Gramm Frischkäse

150 Gramm geriebene Mandeln

1 Messerspitze Vanillepulver

2 Teelöffel Akazienhonig

250 Milliliter Schlagsahne (ein Becher)

250 Gramm Himbeeren (frische oder aufgetaute)

100 Gramm Mandelblätter (gibt es fertig zu kaufen)

An Laborgeräten stellt Ihr Euch bereit:

Zwei hohe Rührschüsseln, ein Rührgerät, einen Gummischaber, einen Teigkratzer, ein normales Messer, ein Sieb.

Und so wird die Tortenfüllung und Verzierung getüftelt:

Laßt die Himbeeren erst einmal in dem Sieb, sofern es aufgetaute Himbeeren sind, abtropfen. Den Saft könnt Ihr in einer Schüssel auffangen und später trinken.
Nehmt zunächst eine der Rührschüsseln und gebt den Frischkäse, den Honig, die geriebenen Mandeln und das Vanillepulver hinein. Nun verrührt Ihr diese Zutaten mit dem Rührgerät zu einer glatten Masse. Zum Schluß fügt Ihr den Honig dazu und verrührt noch einmal alles miteinander.
So, die Tortenfüllung ist damit auch schon fertig. Ihr braucht jetzt nur einen der beiden Tortenböden zu holen (am besten schon auf eine Tortenplatte gelegt), und diesen Boden mit der Frischkäse-Mandelcreme bestreichen. Dies klappt ganz gut mit dem Gummiteigschaber. Mit dem könnt Ihr aus der Rührschüssel sogar die kleinsten Cremeteile herausholen (wenn Ihr die Schüssel nicht auslecken wollt). So, also, die Creme muß auf dem Tortenboden richtig verteilt sein, erst dann kann es weitergehen. Nun müßt Ihr nämlich den zweiten Tortenboden auf den ersten mit der Creme legen, sozusagen zusammenklappen.
Nun holt Ihr die andere Rührschüssel, gebt die Sahne hinein und schlagt die Sahne mit dem Rührgerät steif. Die Sahne verteilt Ihr wenn sie steif genug geschlagen ist, mit dem Gummischaber auf den oberen Tortenboden und außen herum um den Tortenrand. Jetzt muß Eurer Kuchen ganz weiß aussehen, überall. Die Mandelblätter verteilt Ihr am Tortenrand (die bleiben an der Sahne kleben). Und jetzt kommt die Tortenverzierung. Hierzu nehmt Ihr die Beeren, und legt sie zunächst wie einen Kranz um den Tortenoberrand. (Schaut auf die Zeichnung!). Mit dem Rest der Beeren, legt Ihr die das Geburtstagsalter des Geburtstagskindes in die Mitte der Torte drauf. Jetzt ist die Torte eigentlich schon fertig.
Aber: Die Krönung einer jeden Geburtstagstorte sind ja bekanntlich die Geburtstagskerzen. Und die solltet Ihr unbedingt noch auf die Torte draufstecken.

Beim Kerzen ausblasen viel Spaß und natürlich bei der Tortenschlacht!

KLEINE PARTYTÖRTCHEN

Kleine Törtchen sind auf einer Kinderparty immer eine beliebte Leckerei. Dazu sind diese Törtchen äußert praktisch und vielseitig verwendbar.

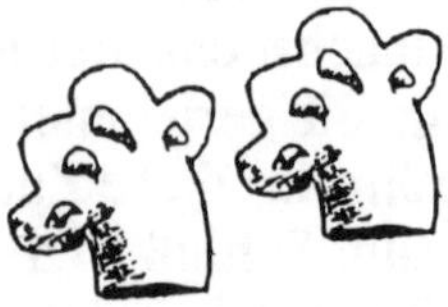

An Tüftelzutaten benötigt Ihr nur:

Für den Törtchenteig:

100 Gramm Wasser

100 Gramm Butter

1 Prise Salz

200 Gramm Weizenvollkornmehl

Für die Füllung:

2 echte Eier

200 Gramm Akazienhonig

2 unbehandelte Zitronen (gibt es im Naturkostladen oder Reformhaus)

An Laborgeräten stellt Ihr Euch bereit:

Eine Waage, eine große und eine kleinere Rührschüssel, einen Holzkochlöffel, eine Gemüsereibe, einen Teller, eine Zitronensaftpresse, einen Mixer, einen kleinen Topf, einen Messbecher für das Wasser, ein kleines Küchenmesser, ein kleines Holzbrettchen, einige kleine Törtchenformen, ein Backblech, einen Backofen, einen Herd, eine Eieruhr, einen Kühlschrank.

Und so werden die kleinen Törtchen gebacktüftelt:

Erst der Teig für die Törtchen:

Nehmt zunächst die große Rührschüssel und gebt das Mehl und die Prise Salz hinein. Verrührt dies alles mit dem Holzkochlöffel. So, jetzt müßt Ihr den kleinen Topf mit dem Wasser und der Butter auf den Herd stellen und heiß werden lassen, so daß die Butter schmilzt. Ist das passiert, gebt Ihr das Butterwasser in die große Rührschüssel zu dem Salzmehl, wartet ungefähr eine Minute, damit das Butterwasser etwas abkühlt und Ihr Euch nicht verbrennt, und dann knetet mit Euren Händen einen glatten Teig zusammen. Den müßt Ihr nun ungefähr eine halbe Stunde kühl stellen (in den Kühlschrank).

Stellt jetzt schon Euren Backofen auf 200 Grad Hitze ein.

In der restlichen Wartezeit könnt Ihr die **Törtchenfüllung** machen:

Hierzu nehmt Ihr die andere, kleinere Rührschüssel, gebt die echten Eier und den Honig hinein und rührt dies alles mit dem Rührgerät schaumig. Ist das passiert, müßt Ihr eine der Zitronen heiß abwaschen, den Teller nehmen und die Gemüsereibe und dann die Zitronenschale auf den Teller abreiben. Wenn Ihr das richtig macht, kommen kleine feine Fäden bzw. Stücke am anderen Ende der Reibe heraus. Die sammelt Ihr auf dem Teller. Ist die Zitrone soweit kahl gerieben, schneidet Ihr sie auf dem Holzbrettchen mit dem Küchenmesser in der Mitte auf und presst den Saft auf der Zitronensaftpresse heraus.

Habt Ihr dies alles geschafft, kommt der Zitronensaft und die Zitronenschale zu dem Honig-Eischaum in der Rührschüssel. Diese Masse müßt Ihr jetzt mit dem Rührgerät (höchste Einschaltstufe) kräftig durchmischen.

In der Zwischenzeit ist sicherlich auch der Teig gut durchgekühlt. Den nehmt Ihr aus dem Kühlschrank, und verteilt ihn gleichmäßig auf den Boden bzw. am Rand der Törtchenformen. Der Teig reicht ungefähr für 18 Törtchen. So, jetzt füllt Ihr die

Zitroneneiercreme in die Törtchenformen und die können dann auf das Backblech.

Das Backblech stellt Ihr in die Mitte des vorgeheizten Backofens und laßt die Törtchen nun 30 Minuten backen. Stellt Euch am besten die Eieruhr.

Sind die Törtchen aus dem Ofen wieder raus, müßt Ihr sie allerdings erst 15 Minuten in den Formen abkühlen lassen. Dann aber lassen sich Eure kleinen Kuchen prima aus den Tortenformen herausholen.

Guten Appetit!

TIPECKE:

Verzieren dürft Ihr dann nach Herzenslust. Entweder eine kleine Kerze daraufstecken oder aber ein paar Nüsse, eine selbstgebastelte Fahne oder aber mit etwas Sahne obendrauf. Die kleinen Törtchen könnt Ihr aber auch als Platzschilder umfunktionieren. Dafür braucht Ihr nur ein Namensschild zu schreiben oder zu malen, das Schild auf einen Zahnstocher kleben und in das Küchlein stecken. So weiß gleich jedes Kind, wo es sich am Geburtstags- oder Partytisch hinsetzen soll ... und, was es zu essen gibt.

NUSSECKEN

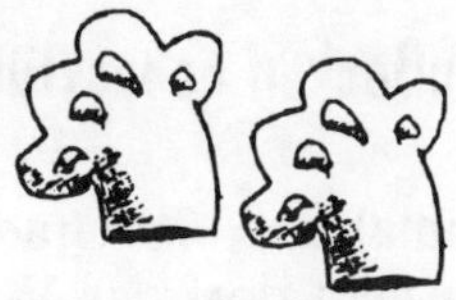

An Tüftelzutaten stellt Ihr Euch bereit:

Für den Teig:

175 Gramm Weizenvollkornmehl

1/2 Teelöffel Weinsteinbackpulver
(gibt es im Naturkostladen oder Reformhaus)

50 Gramm Honig

1 echtes Ei

75 Gramm Butter

Für den Belag braucht Ihr an Tüftelzutaten:

100 Gramm Butter

100 Gramm Honig

75 Gramm gemahlene Nüsse

125 Gramm gehobelte Nüsse

2 Teelöffel Weizenvollkornmehl

etwas Butter, um das Backblech einzufetten

An Laborgeräten stellt Ihr Euch bereit:

Eine kleinere und eine größere Rührschüssel, ein Backblech, ein Rührgerät, einen Gummischaber, eine Waage, um die Zutaten abzuwiegen, einen Teelöffel, einen Backofen, eine Herdplatte und eine Eieruhr,einen kleinen Topf, einen kleinen Holzlöffel.

Und so wird der Teig der Nußecken gebacktüftelt:

Heizt den Backofen erst einmal auf 170 Grad vor. Dann nehmt Ihr die große Rührschüssel, gebt dort das Weizenvollkornmehl und das Backpulver, und vermischt alles gut miteinander. Dies könnt Ihr mit Euren Händen machen. Anschließend gebt Ihr den Honig, die weiche Butter und das echte Ei dazu. Mit den Rührhaken des Rührgerätes könnt Ihr jetzt auf kleinster Stufe die Zutaten in der Schüssel zu einem schönen Teig verrühren. Ihr müßt diesen Teig, den man auch Rührteig nennt, mindestens drei bis vier Minuten kräftig durchrühren.

Jetzt nehmt Ihr das Backblech und fettet es mit ein wenig Butter (am besten auch mit Euren Händen) ein. Nun könnt Ihr auf dem gefetteten Ofenblech den Rührteig mit dem Gummischaber wunderschön verteilen. Gleichmäßig und glatt muß der Teig auf dem Blech liegen.

Jetzt backtüftelt Ihr den Nußeckenbelag, der ja auf den Teig soll:

Hierzu nehmt Ihr zuerst die kleinere Rührschüssel und gebt die gemahlenen und dann die gehobelten Nüsse sowie die beiden Teelöffel Mehl hinein. Auch dieses müßt Ihr jetzt wieder gut durchmischen. Den kleinen Topf stellt Ihr nun auf den Herd und gebt die Butter zum schmelzen dazu. Dies macht Ihr am besten auf der mittleren Einschaltestufe vom Herd. Ist die Butter geschmolzen müßt Ihr den Honig hinzufügen, aber den Topf vorher vom Herd herunternehmen. Mit einem kleinen Holzlöffel könnt Ihr nun die Butter und den Honig zusammenrühren. Der Honig löst sich nämlich auf. Wenn alles im Topf gut verrührt ist, müßt Ihr diese Flüssigkeit schnell in die Rührschüssel mit den Nüssen und dem Mehl geben. Mit dem Rührgerät könnt Ihr dann alle Zutaten zusammenkneten. Diesen fertigen Belag, schmiert Ihr mit dem Gummischaber einfach auf den Teig. Und dann ab in den vorgeheizten Backofen.

Jetzt müßt Ihr Euch noch ungefähr 25 bis 30 Minuten gedulden. Solange müssen die Nußecken nämlich backen. Stellt Euch am besten die Eieruhr.

Damit aus der Riesennußecke, nun richtige kleine Nußdreiecke werden, müßt Ihr nach dem Abbacken mit dem Messer kleine

Dreieckstücke aus dem Stück schneiden. Am besten, wenn es schon abgekühlt ist, sonst bröselt Euch alles auseinander. Und dann :

Guten Appetit mit den knusprigen Nußecken.

TIPECKE:

Die Nußecken könnt Ihr übrigens schon einige Tage vorher backen. Die halten sich nämlich ungefähr eine Woche .... wenn Ihr sie bis dahin nicht aufgegessen habt.

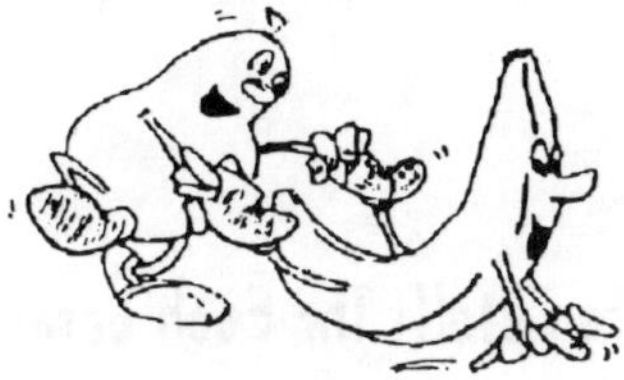

CREMES ...... CREMES .... CREMES
für tolle Kinderbecher

Schneewittchen - TRAUMCREME

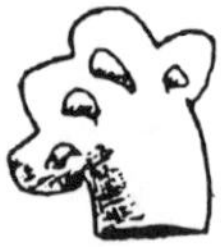

Träumt Ihr auch manchmal von einer wunderbar cremigen, kühlen und verlockend duftenden Nachspeise in einem schönen, hohen Kinderbecher?

Diesen Traum könnt Ihr Euren Kinderpartygästen mit "Schneewittchen" nun ganz leicht erfüllen.

Das benötigt Ihr zunächst an Traumcremetüftelzutaten:

500 Gramm Brombeeren, frisch oder aufgetaut

500 Gramm Sahne (meistens zwei Becher Schlagsahne)

2 Eßlöffel Honig

1 Messerspitze Vanillepulver

An Laborgeräten stellt Ihr Euch bereit:

Zwei hohe Rührschüsseln, ein Rührmixgerät, ein Pürriergerät, einen Eßlöffel, einen Schneebesen, ein normales Messer, einige hohe Nachtischgläser oder Schalen.

Und so wird die Creme getraumtüftelt:

Nehmt zunächst die Brombeeren und gebt diese in eine der hohen Rührschüsseln hinein. Jetzt müßt Ihr die Brombeeren mit dem Püriergerät ganz glatt und klein pürieren, bis Ihr ein Obstmus habt. Dann könnt Ihr den Honig daruntergeben und nochmals mit dem Stab das Beerenmus verteilen. Seid Ihr damit fertig, gebt Ihr die Sahne in die andere hohe Rührschüssel, fügt noch das Vanillepulver dazu und fangt nun an, mit dem Rührgerät die Sahne steif zu schlagen. Aber Vorsicht, nicht zu steif schlagen, sonst habt Ihr Butter in der Schüssel.

Anschließend müßt Ihr das Beerenmus nur noch mit dem Schneebesen unter die Sahne ziehen. Die Sahne färbt sich jetzt wunderbar rot und vermischt sich mit dem Beerenmus. Diese Creme kann man in schöne Schalen oder Becher füllen .... und fertig ist die Schneewittchen-Traumcreme für Eure Party. (Die Schüssel dürft Ihr aber noch alleine auslecken).

TIPECKE:

Am besten schmeckt die Creme, wenn sie vor dem Verzehr noch einige Stunden im Kühlschrank gestanden hat. Verzieren könnt Ihr sie mit ein paar Brombeeren oben drauf oder aber, wenn Ihr so etwas habt, mit lustigen Schirmchen, Fahnen oder Figuren, die man an Zahnstochern befestigt aufstecken kann.

Viel Spaß beim Träumen!

PARTYSPASS am FESTTAGSTISCH

Kartoffelwaffeln mit Schmand

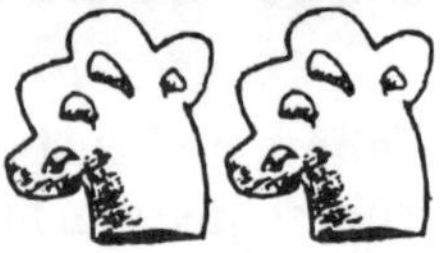

Die Kartoffelwaffeln könnt Ihr am Tisch machen. Das heißt natürlich, daß Euch alle Kinder dabei helfen können oder jedes Kind sich seine Kartoffelwaffel selber macht. Wichtig ist allerdings, daß Ihr bei der direkten Zubereitung am Tisch gleich mehrere Waffeleisen zur Verfügung habt. Fragt einmal Eure Verwandten, Freunde oder Bekannte, ob sie Euch wohl ein zusätzliches Waffeleisen ausleihen.

Das braucht Ihr an Tüftelzutaten für die Kartoffelwaffeln (den Teig)

500 Gramm Kartoffeln

4 Eier

2 Teelöffel Salz

1 Teelöffel Muskat

1/2 Teelöffel Pfeffer

200 Milliliter Milch

2 Eßlöffel Kräuter der Provence

2 Eßlöffel Weizenvollkornmehl

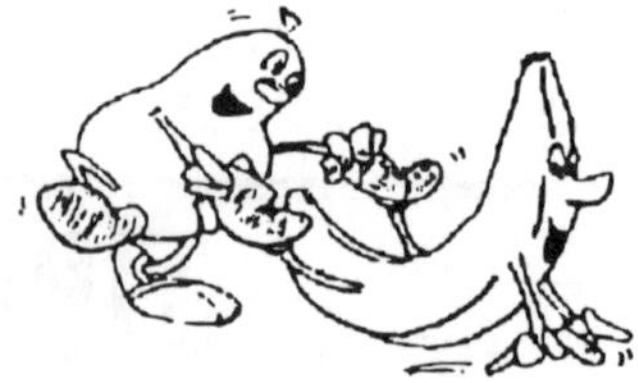

An Laborgeräten stellt Ihr Euch bereit:

Eine große Rührschüssel, eine Kartoffelreibe oder elektrische Rohkostreibemaschine, ein Holzbrett, ein Küchenmesser, einen Sparschäler, einen großen Topf, eine Herdplatte, eine Gabel, einen Teelöffel, einen Meßbecher, einen Kartoffelstampfer, einen Schneebesen, einen Eßlöffel

Und so wird der Kartoffelteig vorbereitet und gekochtüftelt:

Nehmt zunächst den großen Kochtopf, füllt ihn voll mit Wasser, gebt die vorher geputzten Kartoffeln hinein und laßt alles auf der Herdplatte 20 Minuten kochen. Dann sind die Kartoffeln gar. Jetzt schüttet Ihr das Wasser aus dem Topf, laßt die Kartoffeln etwas auskühlen und stellt Euch die große Rührschüssel, das Küchenmesser und die Gabel bereit. Was Ihr jetzt machen sollt, ist nicht ganz so einfach. Aber nur Mut. Nehmt zunächst eine Kartoffel auf die Gabel, haltet sie mit der Kartoffel nach oben und pellt die Kartoffelschale nun mit dem Messer ab. Ist die Kartoffel schalenlos, legt Ihr sie in die Rührschüssel. So macht Ihr das mit allen anderen Kartoffeln auch, bis alle gepellt sind. So, jetzt dürft Ihr Eure Kräfte zeigen. Jetzt müssen die gepellten Kartoffeln mit dem Kartoffelstampfer klein gedrückt werden. So klein wie es nur geht. Dabei dürft Ihr jedoch nach und nach die abgemessene Milch dazugeben, bis Ihr eine Art Kartoffelpüree habt, vielleicht ein bißchen dünner. Nun gebt Ihr die Eier, das Muskat und das Salz sowie den Pfeffer und die Kräuter der Provence in den Kartoffelteig. Zum Schluß das Weizenvollkornmehl unterrühren.

Alles muß ganz gut umgerührt und vermengt sein, dann ist es richtig und der Teig ist fertig. Diesen Teig stellt Ihr mit dem Waffeleisen auf den Tisch und noch einen Eßlöffel dazu. Um eine Kartoffelwaffel zu bekommen müssen zwei Eßlöffel Teig hineingefüllt werden. FERTIG ... und macht richtig Spaß am Geburtstagstisch.

Dazu könnt Ihr zum Draufschmieren oder Hineintunken einen leckeren SCHMAND machen:

An Tüftelzutaten stellt Ihr Euch bereit:

400 Gramm Schmand (meistens zwei Becher)

eine Paprikaschote grün oder rot

zwei kleine Zwiebeln

4 Eßlöffel Sahne

Pfeffer und Salz nach Eurem Geschmack

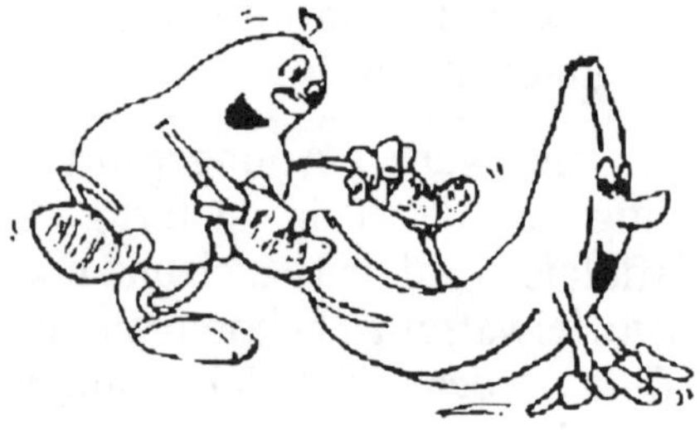

Und das solltet Ihr Euch an Laborgeräten bereitstellen:

Eine mittlere Rührschüssel, ein Holzbrett, einen Eßlöffel, ein kleines Küchenmesser, Taucherbrille, Wäscheklammer.

Und so wird der Schmand getüftet:

Gebt zunächst den Schmand in die Rührschüssel und die Sahne dazu. Nun verrührt Ihr den Schmand mit der Sahne zu einer glatten Masse. Jetzt braucht Ihr das Holzbrettchen und das kleine Küchenmesser, denn Ihr müßt die gewaschene Paprikaschote und die Zwiebeln darauf aufschneiden und in kleine Stücke zerteilen. Bei der Paprikaschote eigentlich kein Problem! Ist die Schote in schöne kleine Stücke geschnitten, so könnt Ihr diese unter den Schmand geben und wieder verrühren. Damit Ihr bei den Zwiebeln nicht zu sehr weinen müßt, sollt Ihr die entweder unter dem Wasserhahn naß machen und dann schneiden, oder aber gleich eine Taucherbrille aufsetzen und eine Wäscheklammer auf die Nase. Übrigens der sicherste Trick, um Tränen beim Zwiebelschneiden zu vermeiden.

Sind auch die Zwiebeln erfolgreich klein geschnitten, rührt Ihr sie auch in den Schmand hinein. Zum Schluß müßt Ihr den Dip nur noch nach Eurem Geschmack würzen, entweder mit Pfeffer oder Salz oder mit beiden Gewürzen.

Und damit ist Eurer Kinderparty-Kartoffelwaffel-Tischbackspaß komplett. Ist die Waffel fertiggebacken und aus dem Waffeleisen heraus, braucht Ihr nur noch etwas Dip draufzugeben ... und der pikante Hochgenuß ist Euch garantiert.

TIPECKE:

Macht am besten gleich mehr Teig und Schmand, da sowieso alles viel zu schnell gegessen wird.

QUARKFONDUE

Wißt Ihr, was ein Fondue ist? Hineintunken, heraustunken, essen. Mit was hineintunken, werdet Ihr fragen! Na klar doch, mit Schaschlikspießen. Was tunken, möchtet Ihr wissen? Obst natürlich! Und wo hinein tunken? In einen superdidupa Vanillequark. Das und noch viel mehr ist das Quarkfondue zum Kinderfest.

Das braucht Ihr zum quarken:

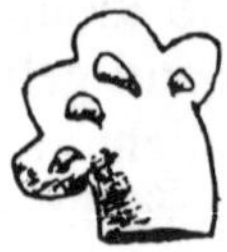

500 Gramm Magerquark

1 Eigelb von einem Ei

4 Eßlöffel Akazienhonig

2 Messerspitzen Vanillepulver
(gibt es im Reformhaus oder Bioladen)

5 Eßlöffel Sahne

verschiedene tunkbare Obstsorten. Zum Beispiel: Apfel, Birnen, Bananen, Pfirsiche, Kiwis, Kirschen, Erdbeeren, Brombeeren, Himbeeren, Johannisbeeren sind zu klein, Apfelsinen, Mandarinen, Aprikosen ..... nur die richtige Größe muß das Obst halt haben.

An Laborgeräten stellt Ihr Euch bereit:

Eine große Schüssel für den Quark, viele kleinere Schüsseln für das Obst, einen Schneebesen, ein normales Messer, eine Tasse, einen Eßlöffel, ein Holzbrettchen, ein Küchenmesser, Schaschlikspieße.

Und so wird das Quarkfondue für die Kinderparty vorbereitet:

Nehmt zunächst die große Schüssel, gebt den Quark dazu und verrührt ihn mit der Sahne zu einer glatten Masse. Nun müßt Ihr das Ei trennen. Am besten auf dem Tassenrand aufschlagen, so daß das Ei in zwei Hälften zerbricht und dann hin und her kippen, aber so, daß nur das Eiweiß hinausläuft und das Eigelb in den Eihälften bleibt. Vielleicht laßt Ihr Euch das zuerst mal von Euren Eltern zeigen. Geht zwar wirklich supereinfach, ein Ei zu trennen, aber ihr müßt es eben erst einmal gesehen haben.

Ist das Eigelb vom Eiweiß getrennt, fügt Ihr dieses auch zum Quark und vermengt alles mit dem Schneebesen. Gleich ist der Quark fertig. Jetzt nur noch den Akazienhonig hineinrühren, dann das Vanillepulver und .... Eure Fonduetunke ist perfekt.

Ihr braucht aber noch etwas für die Schaschlikspieß-Fondueangel. Hierzu nehmt Ihr das gewaschene Obst, putzt es und schneidet, natürlich je nach Obstsorte, die Früchte in kleinere aufspießbare Stücke. Laßt die Obstschale nach Möglichkeit am Obst dran. Darin sind nämlich viele Vitamine enthalten, die Ihr gerade für eine anstrengende Kinderparty gebrauchen könnt. Vitamine machen munter!

So, stellt jetzt den Quark und die Obststückchen, jede Obstsorte in einem eigenen Schälchen auf den Tisch und gebt jedem Kind einen eigenen Spieß. Mit dem Spieß könnt Ihr jeweils ein Obststückchen spießen und ....hinein ins Quarkvergnügen...und hinaus, um in Eurem Mund zu verschwinden.

TIPECKE:

Bananen und Apfelsinen, Kiwis sowie Mangos solltet Ihr selbstverständlich nicht mit Schale essen. Kirschen (den Kern bitte ausspucken) und Beeren müssen meistens nicht klein geschnitten werden, sondern können als ganze Frucht in den Quark getunkt werden.

PIKANTES AUS ITALIA

Eine Pizza ist etwas tolles für ein Kinderfest. Von einem Blech in der Mitte des Festtagstisches läßt es sich nämlich von allen Seiten gleichgut schmausen.

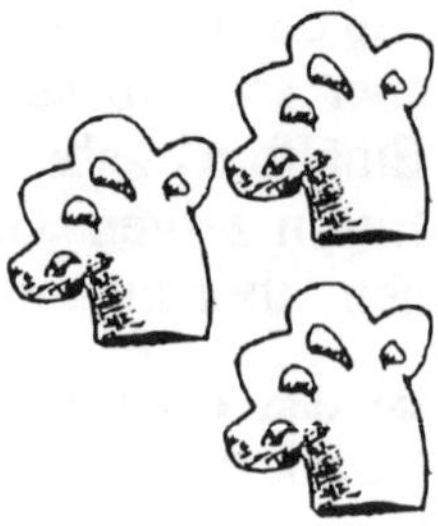

An Tüfteltzutaten stellt Ihr Euch bereit:

Für den Pizzaboden:

200 Gramm Magerquark

6 Eßlöffel Olivenöl

2 echte Eier

1 Teelöffel Oregano

1 Teelöffel Salz

400 Gramm Weizenvollkornmehl

1 und noch einen halben Teelöffel Weinsteinbackpulver

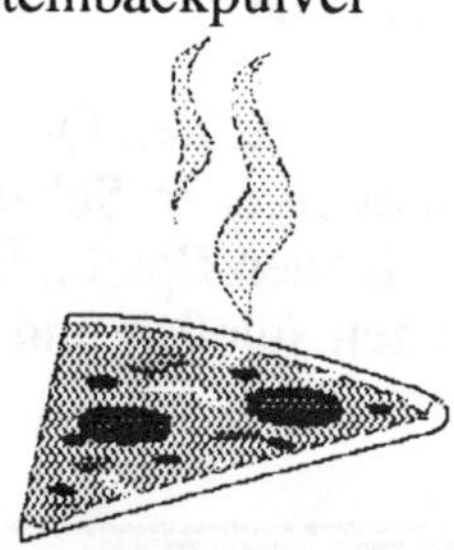

An Laborgeräten stellt Ihr Euch dafür bereit:

Ein Backblech, zwei mittelgroße Teigschüsseln, einen Holzlöffel, einen Eßlöffel, einen Teelöffel, eine Waage, einen Ofen natürlich auch und eine Eieruhr.

Und so wird der Pizzateig gebacktüftelt:

Nehmt zunächst eine Teigschüssel, gebt den Quark hinein, dann das Öl und die echten Eier und verrührt alles mit dem Holzlöffel. Ist das gemacht könnt Ihr Salz und Oregano hinzufügen. Auch die Gewürze müßt Ihr gut in den Quark einrühren.

Nun kommt die andere Teigschüssel. Füllt hier das Weizenvollkornmehl und das Backpulver hinein und vermengt diese beiden Zutaten mit Euren Händen. Wenn Mehl und Backpulver gut vermischt sind, gebt Ihr die Mischung nach und nach unter die Quark-Öl-Eiermasse. Jetzt könnt Ihr nach Herzenslust mit Euren Händen den Quark-Ölteig durchkneten. Wenn der Teig ungefähr fünf Minuten durchknetet wurde, ist er gerade richtig, um auf dem Backblech verteilt zu werden. Vorher müßt Ihr das Backblech allerdings mit dem in Öl getauchten Backpinsel ausfetten (hierzu füllt Ihr die Tasse mit ca. 2 Eßlöffel Olivenöl und taucht den Pinsel darin ein, wie Ihr einen Wasserfarbenpinsel in Wasser taucht). Den Teig verteilt Ihr dann auf dem gefetteten Backblech. Am besten geht das mit feuchten Händen oder aber einer Teigrolle, um den Teig auch wirklich gleichmäßig auf dem Backblech zu verteilen.

So, puh, werdet Ihr vielleicht sagen. Erster Pizzabäckerschritt ist getan. Der Teig soll jetzt ungefähr 15 Minuten ruhen. Stellt aber in der Zwischenzeit schon mal den Backofen auf 180 Grad Hitze ein, ruht Euch ein wenig aus und ....

fangt dann mit der Vorbereitung für den Pizzabelag an.

Für den Pizzabelag benötigt Ihr an Tüftelzutaten:

250 Gramm reines Tomatenmark
(gibt es im Glas im Reformhaus oder Bioladen)

250 Gramm geriebener Gouda
(könnt Ihr schon im Geschäft vorreiben lassen oder selbst auf einer Reibe reiben)

4 Tomaten

4 Zwiebeln

2 Paprikaschoten

1 Stange Lauch

100 Gramm Champinons

1,5 Teelöffel Kräuter der Provence

An Laborgeräten stellt Ihr Euch bereit:

Einen Teelöffel, ein kleines Küchenmesser, ein mittelgroßes Holzbrettchen, einen Backpinsel, einen Teelöffel.

Und so wird gepizzatüftelt:

Säubert zunächst das ganze Gemüse. Nehmt dann das Tomatenmark mit dem Teelöffel aus dem Glas heraus, gebt es auf den Pizzateig und verteilt es gleichmäßig. Hierzu könnt Ihr auch den Backpinsel zur Hilfe nehmen. Das macht erst einmal mehr Spaß als mit einem normalen Löffel und das Tomatenmark wird dabei auch noch besser verteilt. So, jetzt nehmt Ihr gleich darauf den geriebenen Goudakäse und streut den ebenfalls gleichmäßig über das Tomatenmark auf dem Pizzateig. Der Käse reicht, wenn Ihr ihn gut verteilt, für das ganze Blech aus.

Jetzt kommt der Gemüsebelag:

Hierzu müßt Ihr zunächst das Holzbrettchen und das kleine Küchenmesser an einen festen Platz stellen. So, jetzt schneidet Ihr die Tomaten in Scheiben und verteilt sie auf dem Pizzaboden. Dann schneidet Ihr die Lauchstange in kleine Ringe und gebt sie ebenfalls auf den Pizzateig. Nun die Champignons in Scheiben aufschneiden und auch auf den Pizzaboden legen. Aus den Paprikaschoten könnt Ihr, wenn Ihr das Innengehäuse herausgenommen habt, Streifen schneiden. Auch die legt Ihr auf das Pizzablech. Zum Schluß, die Zwiebeln. Auch die müssen in Scheibenringe geschnitten werden. Auch hierbei gilt der Trick: Ohne Tränen Zwiebeln schneiden könnt Ihr entweder, wenn Ihr die Zwiebeln unter Wasser haltet, oder aber wieder einmal Eure Taucherbrille aufsetzt.

Sind alle Zutaten auf der Pizza verteilt, braucht Ihr nur noch die Kräuter darüber zu streuen und dann kann das Blech ab in den vorgeheizten Backofen.

Die Pizza muß jetzt ungefähr 30 Minuten im Ofen bleiben (Eieruhr stellen). Dann könnt Ihr sie mit dem Blech auf dem Kinderfestschmaustisch servieren. Guten Appetit.

TIPECKE:

Zieht aber vorsichtshalber noch Küchenhandschuhe an. So ein Pizzablech aus dem Ofen ist nämlich ganz schön heiß. Dazu solltet Ihr auf den Festtagstisch, bevor Ihr das heiße Backblech daraufstellt, etwas darunter stellen. Dazu eignen sich Holzbrettchen, Keramikplatten oder Korkstücke. Damit schützt Ihr die Tischplatte vor der starken Hitze, denn die kann unter Umständen Euren Tisch einen richtigen Brandfleck, für immer, einbrocken.

PARTYSTERNE AM KALTEN KINDERBÜFFET

Die Partysterne strahlen mit leckeren Strahlen aus Käse, Obst und Gemüse den Kinderpartygästen entgegen. Deshalb macht besser gleich mehr davon, um so strahlender wird Euer Fest und um so größer die Freude Eurer Gäste.

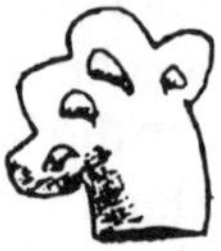

An Tüftelzutaten benötigt Ihr:

Zwei Äpfel oder mehr (es geht auch mit Apfelsinen)

Zahnstocher

ungefähr 200 Gramm Goudakäse am Stück

Obst und Gemüse nach Eurem Geschmack.

An Laborgeräten stellt Ihr Euch bereit:

Ein Holzbrettchen, ein kleines Küchenmesser, einen flachen Teller.

Und so wird getüftelt:

Nehmt zunächst die gewaschenen Äpfel, entfernt die Stiele und stellt diese auf den flachen Teller. Jetzt nehmt Ihr den Käse und schneidet mit dem Küchenmesser auf dem Holzbrettchen kleine Käsewürfel. Jeden Käsewürfel pickst Ihr einzeln auf einen Zahnstocher, ungefähr bis zur Zahnstochermitte. Nun müßt Ihr das Obst bzw. das Gemüse ebenso waschen, putzen und in kleine Stücke, Würfel oder Scheiben schneiden, so, daß Ihr sie auf den Zahnstocher mit dem Käsewürfel noch draufpicksen könnt. Wenn Ihr das gemacht habt, und auf jedem Zahnstocher nun ein Stück Käse und ein Stück Obst oder Gemüse stecken, braucht Ihr nur noch die Zahnstocher um die beiden Äpfel herum aufzupicksen. Fertig sind Eure Partystrahlen.

NÜTZLICHES ZUM KINDERFEST

☞ Servietten
☞ Kerzenständer und Kerzen
☞ Bunte Tischdecken
☞ Tischkärtchen
☞ hohe Trinkgläser mit Strohhalmen

DARAN SOLLTET IHR AUCH DENKEN:

☞ Spiele heraussuchen, vorbereiten und alle Sachen, die Ihr für die Spiele braucht besorgen
(denkt Euch Spiele für drinnen und draußen aus, damit Eure Kinderparty auch bei schlechtem Wetter ein Erfolg wird)

- ☞ Musik für Eure Gäste zusammenstellen
- ☞ wenn Ihr eine Verlosung macht: die Preise besorgen z.B. Luftballons, Buntstifte, Radiergummi, Lineale usw.
- ☞ wenn es Eure Geburtstagsparty ist, stellt Euch einen Geschenketisch bereit
- ☞ den Partyraum solltet Ihr unbedingt schmücken. Mit Ballons, Luftschlangen und Girlanden, habt Ihr schnell einen tollen Fetenraum gezaubert.
- ☞ und natürlich die Einladungen für das Fest frühzeitig an Eure Kindergäste verteilen

NACHGESCHICHTE:

Die Geburtstagsparty vom Kinderkoch war jedenfalls ein voller Erfolg. Seine Gäste waren zufrieden und feierten mit Ricky Koch bis in den Abend hinein. Drinnen und draußen spielte die Partygesellschaft. Sackhüpfen, Eierlaufen, Reise nach Jerusalem, Luftballontanz und Mehlschneiden ... sie ließen kein Partyspiel aus. Und wie gesagt, daß Geburtstagsessen hat Ihnen so gut geschmeckt, daß Sie die Rezepte gleich von der Kinderparty mit nach Hause nahmen.

Wenn Euch die Rezepte gefallen haben, oder auch nicht, Ihr andere, neue Ideen für eine Kinderparty habt, könnt Ihr dem Kinderkoch der Kerngesunden Kinderküche gerne schreiben:

Schreibt an:

An den
Kinderkoch Ricky
c/o Michaels-Verlag
Sonnenbichl 12
86971 Peiting

Rickys Kerngesunde
Kinderküche IV

NASCHEREIEN ZU JEDER GELEGENHEIT

Vorgeschichte:

DER KINDERKOCH UND DAS FAMILIENFEST

Der Kinderkoch hatte die Idee, ein großes Familienfest zu veranstalten. Dazu lud er all seine Omas und Opas, Tanten und Onkels, Großtanten und Großonkels, Vettern und Cousinen zu einem Sommerfest ein.

Natürlich bereitete er in seinem Kochlabor ein leckeres Menü für die Familiengäste zu.

Der Kinderkoch hatte sich zu diesem Anlaß aber auch etwas ganz besonderes ausgedacht: Er wußte, daß alle seine Verwandten große und kleine Naschkatzen sind. Außerdem kennt er die besonderen Vorlieben einiger Tanten und Onkels, zum Beispiel die von Onkel Hubi, der einen "Marzipantick" hat, Tante Lilly, die besonders gerne "Exclusive Trüffel und "Gefülltes" nascht und Oma Annemaries Schwäche für "Hausgebackenes", na ja, so Kekse und Plätzchen nach den Rezepten von vor ganz vielen Jahren.

Wie gesagt, die lieben Verwandten des Kinderkochs naschen wirklich gerne und manchmals sogar sehr, sehr viel. Allerdings dachten sie dabei wenig über "gesunde" oder "ungesundes" Naschereien nach . So konnte es passieren, daß sie Marzipan mit Zucker, Schokolade mit besonders viel Fett, Plätzchen und Gebäck aus Weißmehl usw... usw schleckten.

Für diesen Fall allerdings hatte sich der Kinderkoch fürs Familienfest etwas ganz Besonderes in seinem Kochlabor ausgetüfftelt. Er hatte es nämlich geschafft, eine Menge Naschereien zu tüfteln, die ein gutes Stück gesünder sind als die gekauften Süßigkeiten oder Naschereien mit Zucker und Weißmehl. Als der Familienfesttag dann gekommen war, standen die Kinderkoch-Schleckerlecker- Naschereien für alle Naschkatzen verlockend auf dem Tisch:

Und hier sind sie für Euch aufgeschrieben …

Übrigens: Ihr wißt ja , daß man sich nach jedem Naschen die Zähne putzen soll. Das gilt natürlich auch für die Naschereien, die der Kinderkoch getüftelt hat.

Eurer Kinderkoch

Ricky Koch

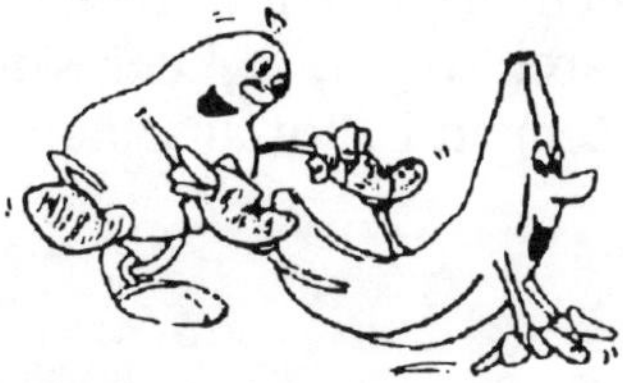

1. HUBIS Marzipanküche

Der Hubi ist ein Onkel, Rickys Großonkel. Und der hat einen Tick. Jeden zweiten Tag nascht er ein paar Happen Marzipan. Onkel Hubi sagt, wenn er nicht jeden zweiten Tag Marzipan nascht, wird er krank. So ein Unsinn! Vor einigen Jahren hat Onkel Hubi angefangen selber Marzipan zu machen, nicht immer den besten, da er eine Menge Zucker hineinrührte. Aber seine Ideen waren so gut, daß der Kinderkoch versuchte, etwas Ähnliches in seinem Labor auszutüfteln.

MANDELINIHERZEN

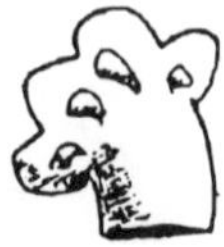

An Tüftelzutaten stellt Ihr Euch bereit:

200 Gramm geschälte, fein gemahlene Mandeln

100 Gramm Akazienhonig

etwas Mandelpulver (das sind ganz fein gemahlene Mandeln)

An Laborgeräten stellt Ihr Euch bereit:

Schüssel, Waage, Eßlöffel, Holzlöffel, Nudelbrett, herzförmige Ausstechform (gibt es z. B. für Weihnachtsplätzchen), flachen Teller

Und so werden die Mandelinis getüftelt:

Gebt die Mandeln in die Schüssel und fügt den Akazienhonig dazu. Dann verrührt und verknetet Ihr die Zutaten mit dem Holzlöffel miteinander. Ist die Masse einigermaßen vermengt, gebt Ihr sie auf das Nudelbrett und knetet den Marzipanteig mit Euren Händen zu einem schönen glatten Kloß. Den Kloß klopft Ihr ganz platt und gut auseinander. Jetzt könnt Ihr aus der glatten Marzipanmasse Mandeliniherzen mit Eurer Ausstechform ausstechen. Die fertigen Herzen legt Ihr auf den flachen Teller. Zum Schluß verziert Ihr den Herzenrad mit Mandelpulver. Guten Appetit!

TIPECKE:

Die Mandelinis stellt Ihr vor dem Verzehr noch eine Stunde in den Kühlschrank. Ihr könnt die Herzen natürlich auch mit anderen Zutaten verzieren, wie z. B. etwas Kakaopulver, das Ihr auf den Herzenrand streut. Braune Mandeliniherzen bekommt Ihr dadurch, das Ihr ganze nackte Mandeln vor dem Mahlen im Backofen röstet. Wenn Ihr helle und dunkle Mandeliniherzen auf einem Teller verteilt, sieht die Nascherei noch lustiger aus.

ROSA-ROTE PANTHER

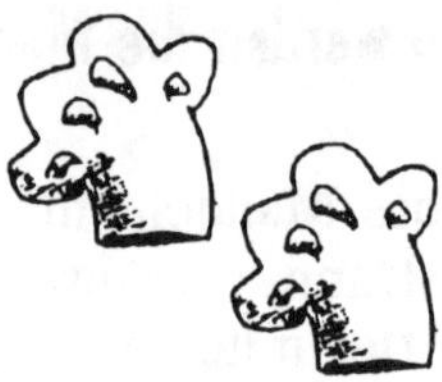

An Tüftelzutaten stellt Ihr Euch bereit:

200 Gramm fein gemahlene Mandeln

100 Gramm Akazienhonig

30 Gramm frische Himbeeren (Ihr könnt auch gefrorene verwenden, die Ihr vor der Tüftelei natürlich auftauen laßt)

An Laborgeräten benötigt Ihr:

Waage, Schüssel, Holzlöffel, hohe Rührschüssel, Pürierstab

Und so werden die Panther getüftelt:

Gebt zunächst die fein gemahlenen Mandeln und den Akazienhonig in die Schüssel. Dann verknetet Ihr die Zutaten mit dem Holzlöffel miteinander. Sind Honig und Mandeln einigermaßen vermischt, knetet Ihr die Zutaten mit Euren Händen weiter, bis Ihr einen glatten Marzipankloß habt.

Als nächstes gebt Ihr die gewaschenen Himbeeren in eine hohe Rührschüssel und pürriert sie zu einem Mus. Das macht Ihr am besten mit dem Pürierstab. Das fertige Himbeermus gebt Ihr dann zu dem Kloß und vermischt und verknetet es ganz langsam aber gut mit Euren Händen unter die Marzipanmasse. Habt Ihr alles richtig gemacht, ist der Marzipan rosa-rot.

Aus dieser Marzipanmasse könnt Ihr die Panther kneten. Die fertig gekneteten Panther sammelt Ihr auf einem flachen Teller. Bevor Ihr sie vernascht, solltet Ihr sie aber noch eine Stunde in den Kühlschrank stellen! Guten Appetit!

TIPECKE:

Die Panther sind ein lustiges Geschenk. Besonders hübsch sehen sie aus, wenn sie in Sichtfolie verpackt sind und Ihr eine Schleife um den Pantherhals bindet. Aus der Marzipanmasse könnt Ihr natürlich auch einen großen rosa-roten Panther kneten.

KNÖDELN, KLÖSSE UND KARTOFFELN

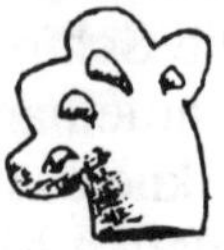

An Tüftelzutaten benötigt Ihr:

200 Gramm fein gemahlene Walnüsse

100 Gramm Akazienhonig

Kakaopulver

Kokosflocken

An Laborgeräten stellt Ihr Euch bereit:

Waage, Rührschüssel, Holzlöffel, Nudelbrett, zwei flache Teller

Und so werden die Knödel, Klöße und Kartoffeln getüftelt:

Die fein gemahlenen Walnüsse gebt Ihr mit dem Akazienhonig in die Schüssel. Dann knetet und rührt Ihr mit dem Holzlöffel beide Tüftelzutaten zusammen. Ist Euch das einigermaßen gelungen, nehmt Ihr das Nudelbrett und gebt die halbfertige Marzipanmasse darauf. Mit Euren Händen knetet Ihr den Marzipanteig noch einmal durch. Ist der Teig richtig zubereitet, habt Ihr zum Schluß einen glatten Kloß. Ihr könnt nun kleine Stücke aus dem Marzipankloß heraustrennen und diese kleinen Stücke zu Kugeln formen. Die gesamte Marzipanmasse solltet Ihr zu kleinen Kugeln verkneten. Ob es nun Knödel, Kartoffeln oder Klöße sind, könnt Ihr entscheiden. Stellt Euch dazu zwei flache Teller auf das Nudelbrett. Auf den einen Teller streut Ihr die Kokosflocken und auf den anderen das Kakaopulver.

Wollt Ihr nun Marzipankartoffeln, so müßt Ihr die kleinen Marzipankugeln im Kakaopulver drehen und wenden. Dabei bleibt das braune Pulver an den Kugeln kleben und es sieht

fast so aus, als seien es richtige Kartoffeln. Wollt Ihr jedoch Klöße haben, dann rollt Ihr die Kugeln in den Kokosflocken. Und sollen die Marzipankugeln Knödel sein, dann laßt Ihr sie so, wie sie sind.

TIPECKE:

Auch die Klöße, Knödel und Kartoffeln schmecken besser, wenn Ihr Sie vor dem Naschen in den Kühlschrank stellt. Eine gute Idee ist es auch, grüne Kugeln zu machen. Dazu müßt Ihr den Marzipan in geraspelten Pistazien wälzen. Die Kugeln sehen besonders schön aus, wenn Ihr Sie in kleine Faltenschälchen gebt.

2. Lillys Kugeln — Trüffel und Gefülltes

Lilly ist Rickys Tante. Sie mag es gerne "exclusiv", sagt Sie immer, wenn Sie Lust auf etwas Süßes hat. Der Kinderkoch findet das sehr lustig, wenn Tante Lilly so etwas sagt. "Exclusiv" bedeutet ja, daß es etwas Besonderes, manchmal sogar etwas Einmaliges ist, was man hat oder haben möchte. Das können nicht nur Trüffel und Gefülltes sein, sondern auch Gegenstände wie Autos, Kettcars, Puppen und Teddys. Aber irgendwie findet der Ricky Koch es dann doch recht komisch, wenn jemand sagt, er hat einen "exclusiven Teddy" oder ein "exclusives Kuscheltier". Alle Kuscheltiere, die ein Kind gerne hat, sind doch einzigartig und etwas ganz Besonderes. Tja, und die Trüffel und das Gefüllte von Tante Lilly sind deshalb "exclusiv", weil sie vom Kinderkoch selbstgemacht und ein "Stück" gesünder sind als die anderen "exclusiven" Trüffel und gefüllten Naschereien aus dem Zucker-Laden.

SCHWARZ-ROTE BÄRENTATZEN

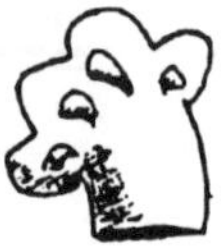

An Tüftelzutaten benötigt Ihr:

150 Gramm sehr fein gemahlene Haselnüsse

etwas Haselnußmehl (das sind die fein gemahlenen Haselnüsse)

30 Gramm schwarze, frische Johannisbeeren (können auch tiefgefrorene sein, die Ihr vor der Verarbeitung auftaut)

50 Gramm Akazienhonig

An Laborgeräten stellt Ihr Euch bereit:

Waage, Rührschüssel, Holzlöffel

Und so werden die Bärentatzen getüftelt:

Die sehr fein gemahlenen Haselnüsse gebt Ihr in die Rührschüssel und rührt den Honig dazu. Dies macht Ihr zunächst grob mit dem Holzlöffel. Danach gebt Ihr die schwarzen Johannisbeeren in die Honig-Nuß-Masse und verknetet alle Tüftelzutaten mit Euren Händen. Ist die Masse gut geknetet, habt Ihr einen dicken Kloß zusammen. Aus diesem Kloß macht Ihr jetzt ganz viele kleine Kugeln, die die Bärentatzen sind. Und schon ist Eurer Naschgut fertig.

TIPECKE:

Damit die Bärentatzen noch schöner aussehen, könnt Ihr sie auch in Kokosraspeln wälzen (so ähnlich wie die Marzipanklöße).

ORANGENTRÜFFEL

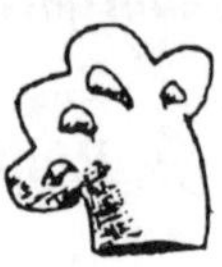

An Tüftelzutaten stellt Ihr Euch bereit:

150 Gramm Blütenhonig

1 Eigelb

100 Gramm Orangenmarmelade (entweder selbstgemachte oder aber ungezuckerte aus dem Bioladen)

250 Gramm weiche Butter

soviel Pistazienhälften wie Ihr mögt

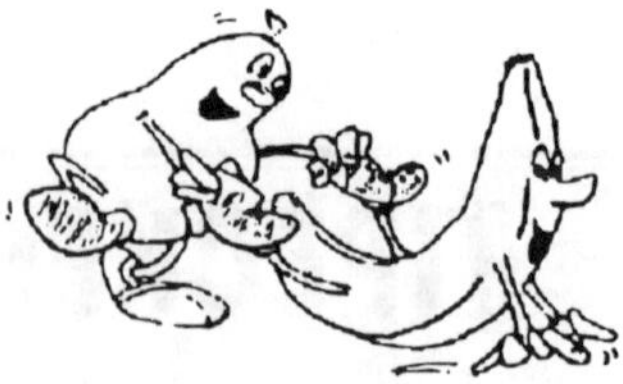

An Laborgeräten stellt Ihr Euch bereit:

Waage, Rührschüssel, Mixer, Eisbällchenportionierer, Holzbrett, Eieruhr

Und so werden die Orangentrüffel getüftelt:

Den Honig und das Eigelb sowie die Orangenmarmelade gebt Ihr in die Rührschüssel. Dann rührt Ihr die Tüftelzutaten mit dem Mixer cremig. Das dauert ungefähr vier bis fünf Minuten. Ist Euch das gut gelungen, gebt Ihr unter die Creme die abgewogene weiche Butter und verrührt auch die mit dem Mixer mit der Creme. Als nächstes nehmt Ihr Euch den Eisportionierer und holt damit jeweils eine Kugel aus der Creme, bis die ganze Creme aufgebraucht ist. Die Kugeln gebt Ihr auf ein großes Holzbrett, das Ihr, wenn alle Kugeln darauf sind, in die Tiefkühltruhe stellt. Jetzt müßt Ihr Euch die Eieruhr einstellen. 30 Minuten müßt Ihr nämlich warten und die Kugeln im Gefrierfach lassen. Die Eieruhr bimmelt dann, wenn die Zeit vorbei ist. Dann nehmt Ihr die Kugeln aus dem Eisfach und verziert die Orangentrüffel mit einer Pistazienhälfte. Fertig ist Euer "exlusives" Trüffelkonfekt.

TIPECKE:

Besonders schön sieht das Konfekt aus, wenn Ihr die Kugeln einzeln in kleine Faltenschalten gebt.

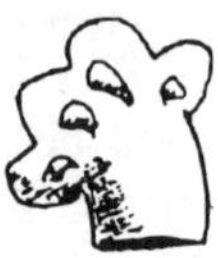

GEFÜLLTE WALNÜSSE

An Tüftelzutaten stellt Ihr Euch bereit:

100 Gramm sehr fein gemahlene Haselnüsse

50 Gramm Akazienhonig

100 Gramm besonders schöne, ganze Walnußhälften

An Laborgeräten stellt Ihr Euch bereit:

Rührschüssel, Waage, Holzlöffel, flachen Teller

Und so werden die gefüllten Walnüsse getüftelt:

In der Schüssel verrührt Ihr mit dem Holzlöffel die fein gemahlenen Haselnüsse mit dem Akazienhonig. Das wird dann Marzipanteig. Dazu vermengt und verknetet Ihr die Tüftelzutaten solange mit Euren Händen, bis Ihr einen dicken Marzipankloß habt.

Dann habt Ihr es auch schon bald geschafft. Für die gefüllten Nüssen braucht Ihr nämlich nur zwei Walnußhälften zu nehmen und zwischen die beiden ein bißchen vom Marzipanteig zu füllen. Das könnt Ihr so machen, daß Ihr eine Walnußseite zunächst füllt und eine andere darauflegt. Vor dem Vernaschen, stellt Ihr die Nüsse noch ca. 1 Stunde in den Kühlschrank.

TIPECKE:

Die gefüllten Walnüsse könnt Ihr, damit sie schöner aussehen, in Papier einwickeln und wie ein Bonbon verpacken.

APRIKOSENTALER

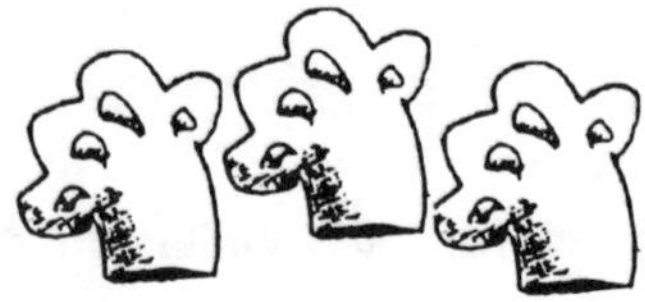

An Tüftelzutaten benötigt Ihr:

200 Gramm ungeschwefelte Trockenaprikosen (bekommt Ihr im Bioladen oder Reformhaus)

100 Gramm sehr fein gemahlene Haselnüsse

70 Gramm Akazienhonig

eine ungespritzte Zitrone (aus dem Bioladen)

ein paar Kokosflocken

An Laborgeräten stellt Ihr Euch bereit:

Waage, Rührschüssel, Holzlöffel, Küchenmaschine mit Reibenaufsatz, Gemüsebürste, Gemüsehandreibe, flachen Teller, Zitronenpresse, Holzbrett, Küchenmesser, Teelöffel, Alufolie, mittelgroßes Küchenmesser,Eieruhr

Und so werden die Aprikosentaler getüftelt:

Vermischt in der Rührschüssel die sehr fein gemahlenen Haselnüsse und den Akazienhonig zu einem glatten Marzipanteig, so wie Ihr es bei den anderen Rezepten gemacht habt. Es klappt am besten, wenn Ihr zunächst die Tüftelzutaten mit dem Holzlöffel und dann mit Euren Händen verknetet.

Ist die Marzipanmasse fertig, stellt Ihr diese zur Seite.

Nächster Schritt: Ihr braucht jetzt Eure Küchenmaschine. Mit der zerkleinert Ihr mit dem Aufsatz, um Tüftelzutaten zu reiben, die ungeschwefelten Trockenaprikosen. Ihr solltet nach dem Reiben mit der Maschine ganz kleine Trockenaprikosen- Stückchen haben. Das Trockenobst gebt Ihr zu dem Marzipan und verknetet alles mit Euren Händen zu einer Masse. Weiter geht es mit der Zitrone. Die Zitrone müßt Ihr gut, am besten unter klarem, warmem Leitungswasser mit der Bürste abwaschen und dann abtrocknen. Die Zitronenschale reibt Ihr danach mit der Gemüsereibe von der Zitrone ab und fangt sie auf dem flachen Teller auf. Ist Eure ungespritze Zitrone nackt genug gerieben, gebt Ihr Eure "Zitronenschalenbeute" in die Rührschüssel hinein. Nun müßt Ihr die nackte Zitrone auspressen. Das macht Ihr mit der Zitronenpresse. Dazu schneidet Ihr die Zitrone aber erst einmal mit dem Küchemesser auf dem Holzbrett in der Mitte durch. Danach preßt Ihr jede Hälfte auf der Saftpresse gründlich aus und fischt, sofern Euch einige Zitronenkerne in den Zitronensaft gefallen sind, diese mit dem Teelöffel heraus. Gebt den reinen Saft zu Eurem Tüftelgemisch aus Aprikosen, Marzipan und Zitronenschalen. Dann müßt Ihr wieder kräftig kneten, denn all diese Zutaten müssen wirklich sehr, sehr gut miteinander vermischt sein. Habt Ihr das geschafft, formt Ihr auf dem Holzbrett eine Teigrolle, die ungefähr 3 cm dick ist. Diese Rolle hüllt Ihr in etwas Alufolie ein und stellt sie für eine halbe Stunde in den Kühlschrank. Bei der Kälte werden die Zutaten fester und Ihr könnt die Taler besser formen. Stellt Euch die Eieruhr!

Nach 30 Minuten: Holt die Rolle wieder aus dem Kühlschrank, entfernt die Alufolie und legt den Teig auf das Holzbrett. Dann schneidet Ihr mit dem mittelgroßen Küchenmesser Taler von der Rolle ab. So ungefähr einen halben Zentimeter sollten diese dick sein. Tja, und zum guten Schluß, wenn die ganze Rolle in Taler aufgeschnitten wurde, streut Ihr mit Euren Händen auf jeden Taler einige Kokosflocken darauf. Fertig ... und guten Appetit!

TIPECKE:

Eine gute Geschenkidee, besonders dann, wenn Ihr die Taler in buntes Papier einwickelt.

ANANASKONFEKT

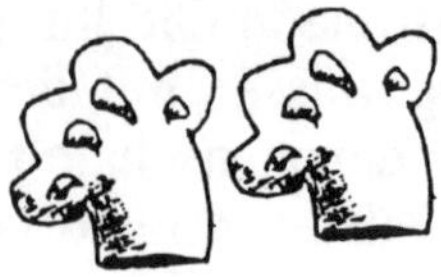

An Tüftelzutaten benötigt Ihr:

100 Gramm getrocknete Ananas (bekommt Ihr im Bioladen oder Reformhaus)

50 Gramm sehr fein gemahlene Mandeln

40 Gramm Akazienhonig

1 Eßlöffel Zitronensaft

ungefähr 20 nackte Mandeln

An Laborgeräten stellt Ihr Euch bereit:

Waage, Eßlöffel, Rührschüssel, Küchenmaschine mit Reibeaufsatz, Holzbrett, mittelgroßes Küchenmesser

Und so wird das Ananaskonfekt getüftelt:

Zuerst müßt Ihr den Honig und die Mandeln in der Rührschüssel gut miteinander vermischen und verkneten (so wie Marzipanteig). Dann gebt Ihr den Eßlöffel Zitronensaft unter die Tüftelzutaten und vermengt alles mit der Masse.

Nun braucht Ihr die Küchenmaschine mit dem Reibeaufsatz. Mahlt mit der feinsten Gemüseraffel, die Ihr habt, die getrockneten Ananasfrüchte klein. Die entstandenen Ananasschnipsel gebt Ihr in die Rührschüssel und verknetet das Obst mit der Tüftelmasse aus Nüssen, Honig und Zitronensaft. Habt Ihr alle Tüftelzutaten gut miteinander verknetet, müßt Ihr die Masse auf das Holzbrett geben und eine Rolle daraus formen und eine halbe Stunde in den Kühlschrank stellen. Danach schneidet Ihr von dieser Rolle mit dem mittelgroßen Küchenmesser ungefähr 1 Zentimeter dicke Stücke ab. In jedes Stück drückt Ihr mit Eurem Daumen eine kleine Mulde und legt zum Schluß jeweils eine Mandel hinein.

TIPECKE:

Auch geschälte Pistazien sehen in der Mulde gut aus.

3. HONIG UND KROKANT

Honig und Krokant essen aus Rickys Familie alle gerne. Deshalb hat er zwei besonders gute und auch einfache Rezepte ausgetüftelt

HONIGSCHOKOLADE

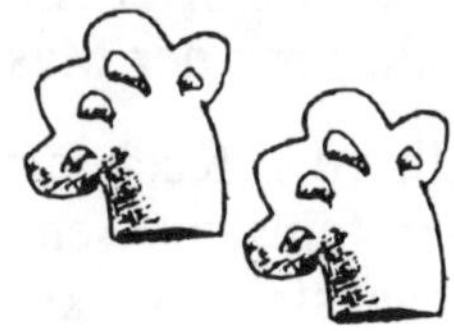

An Tüftelzutaten benötigt Ihr:

100 Gramm Butter

100 Gramm Akazienhonig

1 Messerspitze Vanillepulver

2 Eßlöffel Kakaopulver

2 Gramm pflanzliches Bindemittel (erhaltet Ihr im Reformhaus oder im Bioladen)

40 Gramm Sahne

An Laborgeräten stellt Ihr Euch bereit:

Waage, Messer, zwei Eßlöffel, Kochtopf, Herd, Holzlöffel, Holzbrett, mittelgroßen Keksdosendeckel

Und so wird die Honigschokolade getüftelt:

Stellt den Topf auf den Herd, gebt die Butter hinein und erhitzt sie so, daß sie bei mittlerer Temperatur im Topf schmilzt. Wenn die Butter geschmolzen ist, gebt Ihr das Kakaopulver mit den Eßlöffeln dazu und rührt mit dem Holzlöffel den Kakao gut unter die Butter. Nun könnt Ihr den Herd abstellen und den Topf vom Herd nehmen. Zur Weiterverarbeitung stellt Ihr den Topf auf den Tisch. Den heißen Topf müßt Ihr aber unbedingt auf das Holzbrett stellen, sonst brennt Euch der Tisch oder die Küchenarbeitsfläche an. Unter die Kakaobutter rührt Ihr, wenn Euer Topf und Ihr selber gut steht, die Messerspitze Vanillepulver und die Sahne. Danach rührt Ihr mit dem Holzlöffel den Honig langsam in die warme Masse, bis sich der Honig gut verteilt und aufgelöst hat. Zum Schluß braucht Ihr nur noch das Bindemittel unter die Schokolade zu mischen.

Damit die Schokolade schneller hart wird, gebt Ihr Sie in einen mittelgroßen Dosendeckel (z. B. von einer Keksdose). Dann stellt Ihr den gefüllten Deckel mindestens eine Stunde in den Kühlschrank. Danach könnt Ihr die runde Schokolade aus dem Dosendeckel drücken und stückchenweise vernaschen.

TIPECKE:

Die Schokolade schmeckt auch gut, wenn Ihr fein gehackte Nüsse unter die warme Masse rührt. Schön verpackt in einer bunten Serviette sieht die Honigschokolade noch appetitlicher aus.

KROKANT

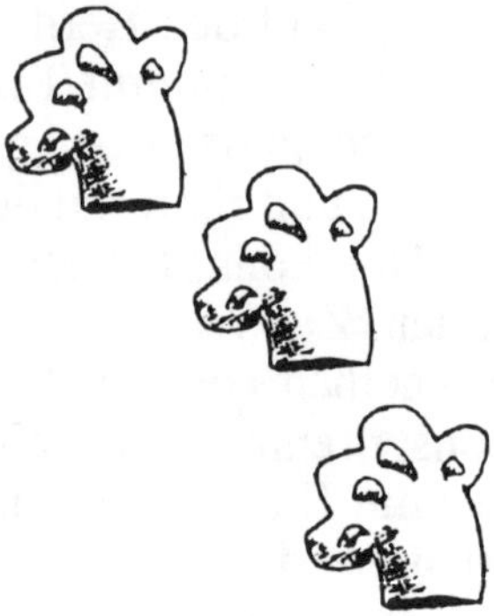

An Tüftelzutaten benötigt Ihr:

100 Gramm Honig
40 Gramm Butter
100 Gramm Mandelsplitter

An Laborgeräten stellt Ihr Euch bereit:

Waage, Backofen, Backblech, Eieruhr, Kochtopf, zwei Eßlöffel, Holzlöffel, Backpapier, hohe Rührschüssel,

Und so wird der Krokant getüftelt:

Heizt erst einmal Euren Backofen auf 200 Grad vor. Verteilt auf dem Backblech die Mandelsplitter und wenn der Backofen warm genug ist, stellt Ihr das Blech mit den Mandeln in den Ofen hinein und laßt die Splitter dort 10 Minuten. In dieser Zeit werden sie etwas braun. Stellt Euch dazu die Eieruhr. Sind die Mandelsplitter schön braun, nehmt Ihr sie aus dem Backofen und laßt sie auskühlen.

In der Zwischenzeit stellt Ihr Euren Kochtopf auf den Herd und gebt die Butter und auch den Honig mit dem Eßlöffel hinein. Danach stellt Ihr die Herdplatte auf mittlere Hitze, also Stufe 2 beim Elektroherd, und laßt die Tüftelzutaten langsam schmelzen. Dabei rührt Ihr mit dem Holzlöffel mehrmals die Tüftelzutaten um, so daß der Honig und die Butter miteinander einköcheln können. Ist das passiert, rührt Ihr die braunen Mandelsplitter dazu. Dann nehmt Ihr den Topf vom Herd. Das Backblech, auf dem die Mandelsplitter gebräunt wurden, müßt Ihr jetzt schnell mit Backpapier auslegen. Auf diesem Backpapier verteilt Ihr die noch warme Honig-Butter-Mandelmasse. Das gelingt Euch am besten wenn Ihr sie darauf gießt und dann mit einem Eßlöffel glattstreicht.

Tja, und jetzt müßt Ihr nur noch warten, bis das Krokant kalt geworden ist. Dann nehmt Ihr es vom Backblech, zerbröckelt alles mit Euren Händen in die hohe Rührschüssel hinein und zerkleinert es mit dem Mixer und den Schneebesenhaken in ganz, ganz kleine Stücke.

Fertig ist Eurer Krokant.

TIPECKE:

Der Krokant schmeckt am besten, wenn er als Zutat zu anderen Naschereien genommen wird, zum Beispiel zu Eis oder Pudding. Auch zum Dekorieren von Kuchen oder Konfekt, eignet sich Krokant ganz gut.

4. KÜHLES FÜR HITZIGE FAMILIENFESTE

Manchmal, wenn sich die erwachsenen Familienmitglieder vom "Kinderkochclan" treffen, reden sie so lange und so laut und heftig (feiner heißt es: Eine angeregte Diskussion führen) miteinander, daß es allen ganz warm wird und manche sogar rote Köpfe bekommen. Dazu meinte der Kinderkoch, würde eine kühle Nascherei sicherlich gut tun, um ein wenig Abkühlung in "hitzige Gespräche" zu bringen. Und zu dieser Erfrischung hat er folgendes ausgetüftelt:

ERDBEERLOLLYS

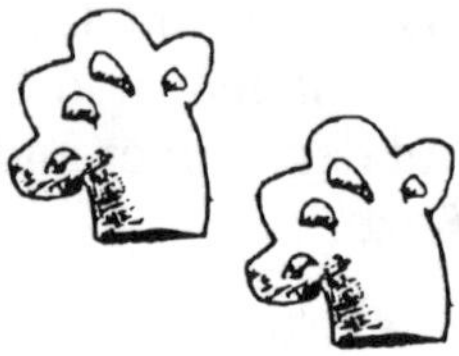

An Tüftelzutaten benötigt Ihr:

2 Becher süße Schlagsahne

2 Eßlöffel Akazienhonig

250 Gramm schöne frische Erdbeeren

1 Eigelb und Eiweiß

An Laborgeräten stellt Ihr Euch bereit:

Eßlöffel, Waage, drei hohe Rührschüsseln, Mixer mit Schneebesen, Abtropfsieb, Holzbrett, Küchenmesser, Eisformen mit Stil

Und so werden die Erdbeerlollys getüftelt:

Nehmt zunächst die hohe Rührschüssel, gebt dort die Sahne hinein und mixtüftelt mit dem Mixer die Sahne steif. Die Sahne stellt Ihr bis zur Weiterverarbeitung kühl.

Als nächstes nehmt Ihr das Sieb, gebt die Erdbeeren hinein und wascht die roten Beeren unter dem Wasserhahn sauber ab. Dann laßt Ihr das Obst abtropfen und entfernt den grünen Stil von den Früchten. Die Erdbeeren schneidet Ihr dann auf dem Holzbrett mit dem Küchenmesser einmal in der Mitte durch und legt die halben Stücke in die andere hohe Rührschüssel hinein. Zu den Erdbeeren gebt Ihr auch noch den Honig und das Eigelb. Diese Tüftelzutaten pürriert Ihr mit dem Mixer zu einem glatten Püreee. Dieses Püreee stellt Ihr zur Seite.

Jetzt braucht Ihr die dritte hohe Rührschüssel. Da gebt Ihr das Eiweiß hinein und schlagt wiederum mit dem Mixer(Schneebesen) dieses Eiklar zu einem steifen Schnee. Vergeßt bitte nicht, vorher die Mixerhaken zu reinigen, wenn Ihr die gleichen wie zum Musen benutzt.

So, nun braucht Ihr nur die Inhalte aller drei Rührschüsseln in eine zusammen zubringen. Nehmt deshalb alle Rührschüsseln und verteilt zunächst den Eiweißschnee unter dem Erdbeermus. Zum Schluß kommt, aber vorsichtig, die geschlagene Sahne unter diese Masse. Die rosa Creme füllt Ihr dann mit einem Eßlöffel in die Eisstilformen.

Die müßt Ihr dann für ungefähr zwei bis drei Stunden ins Gefrierfach stellen, aber dann ist Euer Eislolly ein Eistraum!

TIPECKE:

Ihr könnt die Eismasse natürlich auch in andere Eisformen füllen, z. B. in Eiswürfelboxen.

EIS-NUSS(VIER)ECKEN

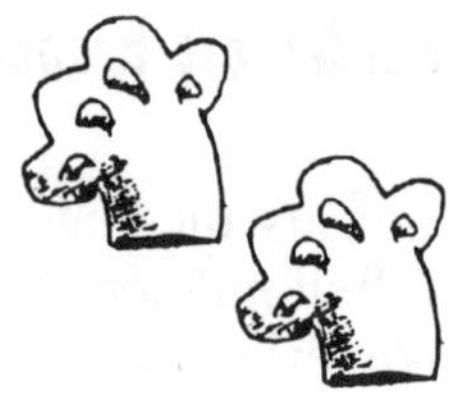

An Tüftelzutaten benötigt Ihr:

2 Becher süße Schlagsahne

2 Eßlöffel Akazienhonig

100 Gramm fein gemahlene Haselnüsse

An Laborgeräten stellt Ihr Euch bereit:

Zwei Eßlöffel, hohe Rührschüssel, Rührgerät, Eiswürfelbox

Und so werden die Nußecken getüftelt:

Nehmt die hohe Rührschüssel und gebt die Sahne und den Akazienhonig hinein. Dann schlagt Ihr mit dem Rührgerät die Tüftelzutaten miteinander und so lange, daß sie steif werden. In den weißen Sahneschnee gebt Ihr mit einem Eßlöffel die fein gemahlenen Haselnüsse und verrührt sie langsam darunter. Die Creme füllt Ihr in die Eiswürfelform und stellt sie in die Tiefkühltruhe. Darin muß die Creme 2 Stunden stehen, bis aus ihr Nußeckeneis geworden ist. Aber das lange warten lohnt sich ... guten Appetit!

TIPECKE:

Ihr könnt zum Gefrieren der Eismasse auch Eisformen mit Stil verwenden. Natürlich sind es dann keine Eis-Nußecken mehr, schmecken aber genauso gut.

EISPUDDING

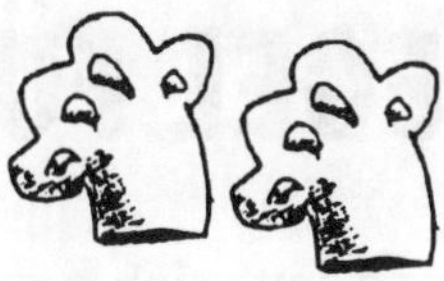

An Tüftelzutaten benötigt Ihr:

250 Gramm Himbeeren (entweder frische aus dem Laden oder gefrorene aus der Tiefkühltruhe)

1 Eßlöffel Akazienhonig

4 Eßlöffel süße Sahne

An Laborgeräten stellt Ihr Euch bereit:

Waage, zwei Eßlöffel, hohe Rührschüssel, Püriergerät, Puddingform oder neue, gut ausgewaschene Sandkastenformen.

Und so wird der Eispudding getüftelt:

Die Himbeeren gebt Ihr in die hohe Rührschüssel. Dann püriert Ihr die Früchte mit dem Püriergerät zu einem glatten Mus. Ist das passiert, rührt Ihr mit dem Eßlöffel den Akazienhonig und auch die süße Sahne zu dem Mus. Wenn die Tüftelzutaten gut miteinander vermischt sind, füllt Ihr die Himbeercreme in eine, mit kaltem Wasser ausgespülte Puddingform oder in ein sauberes, bisher unbenutztes Sandkastenförmchen. Stellt die Formen ins Gefrierfach und laßt sie zwei bis drei Stunden darin stehen.

Ist der Eispudding fertig, könnt Ihr ihn aus der Puddingform auf einen flachen Teller stürzen und wie einen Pudding verteilen.

TIPECKE:

Ihr könnt für den Eispudding auch andere Obstsorten verwenden z. B. Pfirsiche, Kiwis, Erdbeeren, Brombeeren und auch Honigmelonen. Habt Ihr keine Sand- und Puddingform, reicht auch eine Tasse.

5. RIEGEL FÜR UNTERWEGS

Der Kinderkoch hatte sich zum Familienfest überlegt, daß es doch schön sein könnte, mit allen eine kleine Wanderung zu unternehmen. Damit dabei auch Omas und Opas, Tanten und Onkels, Vettern und Cousinen bei Kräften bleiben, wollte er einige gesunde Fitmacher zusammentüfteln.

WALNUSSRIEGEL

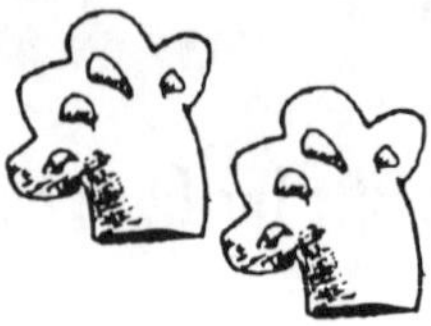

An Tüftelzutaten stellt Ihr Euch bereit:

100 Gramm gehackte Walnüsse

50 Gramm Rosinen

2 Eßlöffel Honig

1 Messerspitze Zimt

4 Eßlöffel Weizenkleie

viereckige mittelgroße Vollkornobladen (die bekommt Ihr im Bioladen, Reformhaus oder sogar im normalen Lebensmittelgeschäft)

An Laborgeräten stellt Ihr Euch bereit:

Eßlöffel, Waage, Messer, Holzbrett, Küchenmesser, kleiner Kochtopf, Herd, Holzlöffel, Teelöffel

Und so wird der Walnußriegel getüftelt:

Nehmt das Holzbrett und gebt die Rosinen darauf. Mit dem Küchenmesser schneidet Ihr dann nach und nach die Rosinen klein.

Stellt den kleinen Kochtopf auf den Herd und gebt den Honig mit dem Eßlöffel hinein. Dann erhitzt Ihr den Topf auf mittlerer Hitze, damit der Honig flüssig werden kann. Ist der Honig flüssig, nehmt Ihr den Topf vom Herd und gebt die kleingeschnittenen Rosinen, die gehackten Walnüsse, die Messerspitze Zimt und auch die Weizenkleie nach und nach dazu. Alle Tüftelzutaten rührt Ihr mit dem Holzlöffel zusammen.

Nun müßt Ihr die Walnußmasse ein wenig abkühlen lassen. In der Zwischenzeit legt Ihr auf der Arbeitsfläche einige Obladen aus. Ist die Riegelmasse abgekühlt, schmiert Ihr mit dem Teelöffel ein wenig von der Tüftelei auf eine Oblade und legt dann eine andere Oblade obendrauf. So habt Ihr die Walnußmasse genau zwischen zwei Obladen versteckt. Ihr füllt die Obladen solange, bis die Riegelmasse aufgebraucht ist.

Die fertigen Riegel müssen nur noch eine Stunde in den Kühlschrank gestellt werden.

Aber dann: Guten Appetit

TIPECKE:

Man kann auch runde Obladen benutzen. Dann habt Ihr Walnußtaler.

ORANGENSNACK

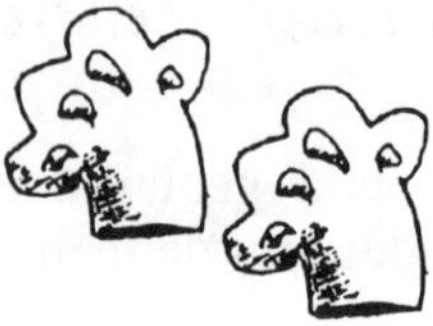

An Tüftelzutaten benötigt Ihr:

100 Gramm feingehackte, nackte Mandeln

4 Eßlöffel Akazienhonig

100 Gramm Weizenkleie

eine Orange

runde Vollwertobladen (erhaltet Ihr im Bioladen, Reformhaus und manchmal auch in normalen Lebensmittelgeschäften)

An Laborgeräten stellt Ihr Euch bereit:

Eßlöffel, Waage, Backofen, Holzbrett, Küchenmesser, Saftpresse, Teelöffel, Kochtopf, Holzlöffel, Eieruhr, Herd

Und so wird der Orangensnack getüftelt:

Heizt zunächst den Backofen auf 180 Grad vor.

Schneidet auf dem Holzbrett die Orange mit dem Küchenmesser in der Mitte auf. Dann holt Ihr die Saftpresse und quetscht jeder Orangenhälfte den Saft aus. Sollten Euch Orangenkerne in die Auffangschale gefallen sein, fischt Ihr diese mit dem Teelöffel heraus.

Dann stellt Ihr den Topf auf den Herd und gebt den Honig mit dem Eßlöffel dazu. Ihr müßt den Topf jetzt so erhitzen, daß der Honig noch flüssiger wird. Ist er flüssig genug, rührt Ihr die feingehackten Mandeln, den Orangensaft und die Weizenkleie mit dem Holzlöffel nach und nach dazu. Wenn die Tüftelzutaten gut miteinander vermengt sind, nehmt Ihr den Topf vom Herd und laßt die Riegelmasse etwas abkühlen.

In der Zwischenzeit legt Ihr die runden Vollwertobladen auf das Backblech. Dann verteilt Ihr mit dem Teelöffel die Orangenmasse gleichmäßig auf die Obladen. Wenn die Masse verteilt ist, schiebt Ihr das Backblech für 4-6 Minuten in den heißen Backofen. Dabei backen die Snacks ab. Stellt Euch hierzu die Eieruhr.

Ist die Zeit um, holt Ihr die Obladen aus dem Ofen und laßt sie, bevor Ihr sie vernascht, noch ein wenig abkühlen.

TIPECKE:

Ein Orangensnack ist ein guter Pausenimbiss für die Schule.

6. TANTE BETTY mag alles mit "CHEN": Früchtchen und Karamellchen

Tante Betty, Rickys Großtante, mag der Kinderkoch besonders gern. Zwar ist sie schon fast 90 Jahre alt und ein wenig wackelig auf den Beinen .... aber sehr, sehr lieb. Besonders lustig findet es der Kinderkoch, wenn Tante Betty erzählt. Ihr müßt nämlich wissen, daß Sie an fast jedes Wort ein "chen" anhängt. Ihre Lieblingssüßigkeiten sind verzierte Früchte und Karamell. Tja, und wenn sie den Kinderkoch für seine Tüftelei, die er extra für sie gemacht hat, lobt, dann hört sich das bei Tante Betty so an: "Ich freue mich ja so, daß das Rickychen in seinem Kochlaborchen mit seinen Laborgerätchen so schöne Tüftelleckerchen für sein Tantchen getüftelt hat."

Hier sind sie nun, die "Chen" für Tante Betty:

ERDBEERRÖCKCHEN

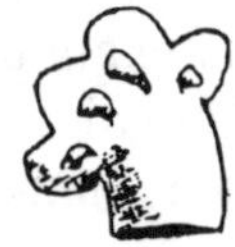

An Tüftelzutaten stellt Ihr Euch bereit

100 Gramm Butter

2 Eßlöffel Kakao

500 Gramm frische Erdbeeren mit schönen grünen Stielen

An Laborgeräten stellt Ihr Euch bereit:

Eßlöffel, Waage, Abtropfsieb, Papiertücher von der Küchenrolle, Kochtopf, Holzlöffel, Nudelbrett, flache Teller

Und so werden die Erdbeerröckchen getüftelt:

Gebt die Erdbeeren in das Sieb und wascht die Früchte unter kaltem Leitungswasser gründlich ab. Dann laßt Ihr die Erdbeeren abtropfen. Mit dem Küchenrollenpapier trocknet Ihr jede Erdbeere einzeln vorsichtig ab und legt sie mit den grünen Stielen auf das Nudelbrett.

Danach stellt Ihr den Kochtopf auf den Herd, gebt die Butter hinein und erhitzt den Topf bis die Butter schmilzt. Wenn die Butter geschmolzen ist, rührt Ihr mit dem Holzlöffel das Kakaopulver hinein. Ist aus der Butter eine richtige Kakaobutter geworden ist, nehmt Ihr den Topf vom Herd und stellt ihn auf das Nudelbrett neben die Erdbeeren.

Nun faßt Ihr jede Erdbeere einzeln an ihrem Stiel an und tunkt sie in die Kakaobutter. Aber nicht ganz hineintunken. Die Erdbeere soll ja nur ein Röckchen bekommen, und das gelingt Euch am besten, wenn Ihr die Frucht nur bis zur Hälfte in die Kakaobutter gebt. Habt Ihr die Beere hineingetaucht, laßt Ihr die Schokobutter, die zuviel ist, etwas abtropfen und legt die Frucht auf den flachen Teller.

So macht Ihr das mit allen Erdbeeren, bis jede von Ihnen ein Röckchen hat. Zum Schluß stellt Ihr die angezogenen Erdbeeren für eine halbe Stunde in den Kühlschrank.

Dann könnt Ihr gleich probieren.

TIPECKE:

Die Röckchen liegen besonders gut in kleinen Faltschalen.

KARÖTTCHEN

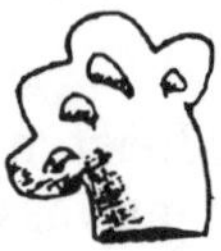

An Tüftelzutaten stellt Ihr Euch bereit:

250 Gramm kleine, junge Möhren

1 Tasse Akazienhonig

50 Gramm Butter

4 Eßlöffel Wasser

An Laborgeräten stellt Ihr Euch bereit:

Waage, Tasse, Eßlöffel, Backofen, Gemüsebürste, Holzbrett, Küchenmesser, kleinen Topf, Eieruhr, Abtropfsieb, flache Auflaufform, Backrost, Pinsel.

Und so werden die Karöttchen getüftelt:

Heizt den Backofen auf 200 Grad vor.

Zuerst müßt Ihr die kleinen Möhren gründlich waschen und mit der Gemüsebürste abbürsten. Dann braucht Ihr sie nicht mehr zu schälen! Wenn die Möhren sauber sind, schneidet Ihr ihnen auf dem Holzbrett mit dem Küchenmesser nur noch das obere und untere Ende etwas ab. Dann stellt Ihr einen kleinen Topf mit Wasser auf den Herd und bringt das Wasser zum Kochen. Sprudelt es, legt Ihr die geputzten Möhren für ungefähr 8 Minuten hinein. Allerdings könnt Ihr die Hitze der Herdplatte auf die mittlere Stufe zurückstellen.

Stellt Euch, damit Ihr die Zeit genau einhaltet, die Eieruhr.

Ist die Möhrenkochzeit vorbei, laßt Ihr das Gemüse vorsichtig in ein Sieb fallen und schreckt die Möhren unter kaltem Leitungswasser ab. Damit werden die Möhren viel schneller kalt, und Ihr könnt Sie gleich anfassen.

Bevor Ihr die Möhren aber weiterverarbeitet, nehmt Ihr die flache Auflaufform und pinselt sie mit dem Pinsel mit Butter ein.

Dann nehmt Ihr das Holzbrett und schneidet die Möhren mit dem Küchenmesser in lange Stifte, das sind mehr oder weniger längliche Streifen.

Diese Streifen legt Ihr schön sortiert in die Auflaufform.

Sind alle Möhrenstifte in der Auflaufform verteilt, gießt Ihr den Akazienhonig mit dem Eßlöffel über die Früchte. Auf die Früchte mit dem Honig gebt Ihr die Butter als Butterflöckchen. Das heißt, Ihr verteilt die Butter stückchenweise über den Möhren. Zum Schluß gießt Ihr vorsichtig das Wasser über alle Tüftelzutaten.

Euer Backofen ist jetzt sicher 200 Grad warm. So könnt Ihr die Auflaufform auf das Backrost in der Mitte des Backofens schieben und die Karöttenchen mit dem Honig 15-20 Minuten backen. Zum Schluß sind die Karöttenchen ganz glasig, richtig kandiert.

TIPECKE:

Die "kandierten Möhren" schmecken zwar lecker, sind aber sehr sehr süß. Deshalb solltet Ihr die Karöttchen nicht so häufig machen und nach dem Naschen unbedingt Eure "Zähnchen" gründlich putzen.

KARAMELLFLÖCKCHEN

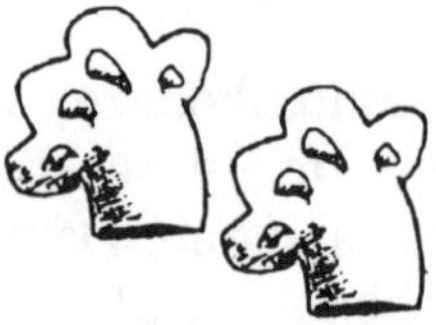

An Tüftelzutaten benötigt Ihr:

150 Gramm Haferflocken

50 Gramm Butter

Honig nach Eurem Geschmack

An Laborgeräten stellt Ihr Euch bereit:

Waage, Herd, Pfanne,Holzlöffel, flachen Teller

Und so werden die Karamellflöckchen getüftelt:

Stellt die Pfanne auf den Herd und gebt die Butter dazu. Dann erhitzt Ihr die Pfanne so , daß die Butter schmilzt und ein wenig bräunt. Diesen Augenblick dürft Ihr keinesfalls verpassen. Dann nämlich müßt Ihr schnell die Haferflocken zu der Butter geben und mit dem Holzlöffel die Tüftelzutaten gut miteinander vermischen. Auch wenn die Haferflocken und die Butter miteinander vermischt sind, solltet Ihr die Tüftelzutaten in der Pfanne weiterrühren, damit sie etwas braun werden können. Wenn Sie braun sind, gebt Ihr gleichmäßig den Honig darüber.

Jetzt müßt Ihr wiederum alle Zutaten unter Rühren braten lassen, bis sich der Honig verflüssigt hat. Dann nehmt Ihr die Pfanne vom Herd und gebt die warmen Karamellflöckchen auf den flachen Teller. Darauf laßt Ihr dann die Flocken auskühlen, bevor Ihr sie vernaschen könnt.

TIPECKE:

Natürlich könnt Ihr statt Haferflocken auch Weizenflocken oder Weizenkleie verwenden.

7. OMAS HAUSGEBACKENES

Oma Annemarie, Rickys Lieblingsoma (Er sagt immer: "Die beste Oma der ganzen Welt") kann wirklich sehr, sehr gut backen. Nicht nur große Festtagstorten wie Himbeertorte, Mokkatorte, Mandarinentorte usw. Auch die Plätzchen und Kekse, die die Oma Annemarie den Kindern zum Besuch mitbringt, schmecken ganz vorzüglich! Nur, ein paar Tüftelzutaten in diesem Gebäck stören den Kinderkoch schon ein wenig: Das Weißmehl und der Zucker, den die Oma in die Naschereien tut. Aber das, dachte der Kinderkoch , ist eigentlich kein Problem: Man braucht nur die ungesunden Tüftelzutaten gegen gesunde auszutauschen. Dazu tüftelte der Kinderkoch Oma-Annemaries Rezepte neu aus und nahm, damit das Hausgebackene gesünder wird, Vollkornmehl und Honig zur Tüftelei.

WALNUSSKEKSE

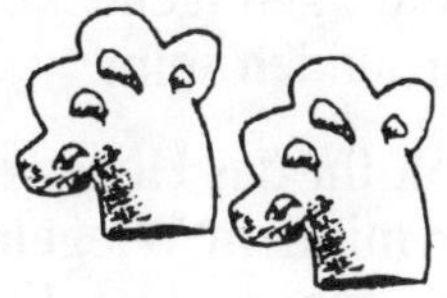

An Tüftelzutaten benötigt Ihr:

3 Tassen feine Haferflocken

1 und noch eine halbe Tasse Weizenvollkornmehl

1/2 Teelöffel Salz

1/2 Tasse kaltgepreßtes Sonnenblumenöl

1/2 Tasse Akazienhonig

1 Messerspitze Vanillepulver

1 Tasse Walnüsse

1/2 Tasse Wasser

An Laborgeräten stellt Ihr Euch bereit:

5 Tassen, zwei Teelöffel, Backofen, Rührschüssel, Holzlöffel, Holzbrett, Wiegemesser

Und so werden die Walnußkekse getüftelt:

Heizt Euren Backofen auf 180 Grad vor. Dann nehmt Ihr die Rührschüssel und gebt die Haferflocken, das Weizenvollkornmehl und das Salz sowie das Vanillepulver in die Schüssel hinein. Mit dem Holzlöffel vermischt Ihr nun die Trockenzutaten miteinander. Habt Ihr das geschafft, gebt Ihr das Sonnenblumenöl und auch den Akazienhonig zu den Tüftelzutaten dazu. Mit Euren Händen verknetet Ihr alle Tüftelzutaten nun zu einem Teig. Laßt Euch beim Kneten genügend Zeit, denn die Zutaten müssen gut miteinander verbunden sein.

Als nächstes holt Ihr das Holzbrett und legt die Walnüsse darauf. Diese hackt Ihr mit dem Wiegemesser gründlich klein. Sind die Walnüsse klein genug, legt Ihr sie auf das noch ungefettete Backblech und schiebt alles zusammen auf die mittlere Schiene zum Rösten in den Backofen. Das dauert ungefähr .... Minuten.

In der Zwischenzeit knetet Ihr den Teig in der Rührschüssel nochmals kräftig durch. Sind die Walnüsse fertig geröstet, gebt Ihr sie unter den Teig und knetet auch das Wasser dazu.

Diese ganzen Tüftelzutaten knetet Ihr zum Schluß ganz kräftig durch.

Das Backblech laßt Ihr ein wenig auskühlen. Dann beschmiert Ihr es mit der Butter, die Ihr mit Euren Händen auf dem Backblech verteilen könnt. Danach gebt Ihr mit einem Teelöffel den Walnußkeksteig "häufchenweise" auf das Blech. Jeden Teigfleck drückt Ihr etwas flach.

Dann geht das Blech in den Ofen. 20 Minuten bleiben die Kekse zum Backen in der Röhre. Dann duften und schmecken sie herrlich. Guten Appetit!

TIPECKE:

Die Kekse könnt Ihr auch aus Haselnüssen backen. Übrigens: Ein leckeres "Pausenbrot".

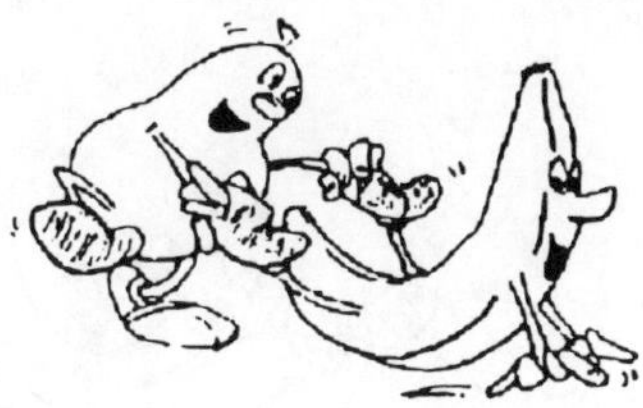

BUTTERKEKSE

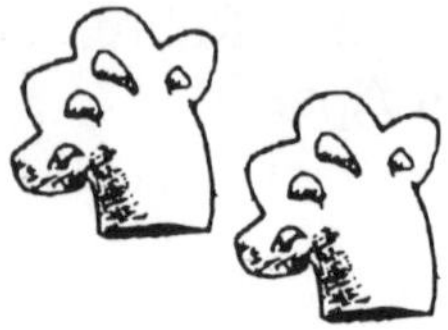

An Tüftelzutaten stellt Ihr Euch bereit:

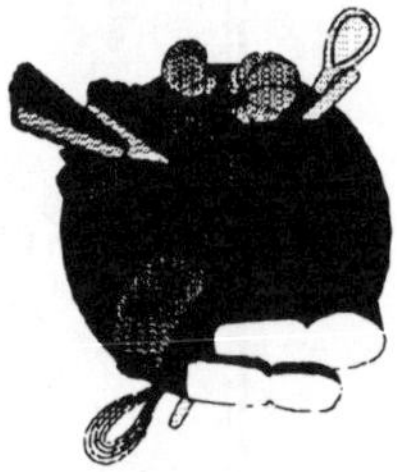

300 Gramm Haferflocken

200 Gramm Honig

250 Gramm Butter

Streumehl (das ist loses, nichtabgemessenes Vollkornmehl)

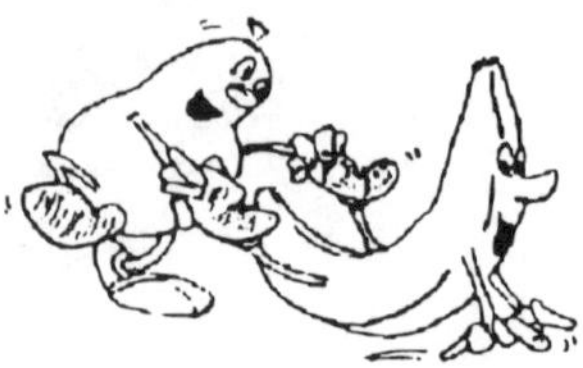

An Laborgeräten stellt Ihr Euch bereit:

Waage, Backofen, Rührschüssel, Holzlöffel, Nudelbrett, Teigrolle, Backblech, Küchenmesser, Kuchengitter

Und so werden die Butterkekse getüftelt:

Heizt den Backofen auf 170 Grad vor.

Nehmt zunächst die Rührschüssel und gebt die Haferflocken und den Honig hinein. Vermischt die beiden Tüftelzutaten gut miteinander, erst mit dem Holzlöffel. Dann verreibt Ihr den Honig und die Flocken mit Euren Händen . Danach müßt Ihr alle Tüftelzutaten zwischen Euren Handflächen kräftig zerreiben, so daß ihr eine feinkrümelige Masse bekommt.

Als nächstes knetet Ihr mit Euren Händen die Butter unter die Tüftelzutaten. So bleibt alles zusammen.

Leckt Euch erst die Hände ab, bevor Ihr sie wascht! Schmeckt's?

Sind die Hände wieder sauber, nehmt Ihr das Nudelbrett. Darauf streut Ihr ein wenig von dem Streumehl. Ihr gebt darauf den Teig und drückt ihn zuerst flach, bevor Ihr mit der Teigrolle den Butterkeksteig ausrollt. Damit es mit der Teigrolle besser klappt, reibt Ihr die am besten auch mit Streumehl ein. Habt Ihr es geschafft, den Keksteig dünn auszurollen, nehmt Ihr das Backblech und fettet es mit der Butter mit Euren Händen ein.

Danach schneidet Ihr aus dem flachen Teig mit dem Küchenmesser gleichgroße Quadrate heraus.

Die Quadrate legt Ihr auf das Backblech. Sind alle Quadrate darauf, schiebt Ihr das Blech in den heißen Ofen und backt die Kekse 10 Minuten hellbraun ab.

Ist die Backzeit vorbei, legt Ihr die Kekse zum Auskühlen auf ein Kuchengitter. Dann kann genascht werden!

TIPECKE:

Mit den Butterkeksen könnt Ihr bestimmt Eure kleineren Geschwister besonders überraschen.

NACHGESCHICHTE:

Zum großen Familienfest kamen alle Verwandte, wie sich das der Kinderkoch gedacht und gewünscht hatte. Natürlich auch Onkel Hubis, Tante Betty, die Lilly und Oma Annemarie. Sie freuten sich darüber, daß die ganze Familie zusammen war. Und als der Kinderkoch seine vielen selbstgetüftelten, gesünderen Naschereien verteilte, waren sie davon sehr begeistert. Überrascht waren vor allem besonders die großen Naschkatzen. Besonders darüber, daß auch gesündere Naschereien sehr lecker schmecken können.

Als das Fest zu Ende war, nahmen alle die Rezepte mit nach Hause, zum Nachtüfteln, versteht sich!

Rickys Kerngesunde Kinderküche V

KINDERGAUMEN — BROTAUFSTRICHE

VORGESCHICHTE:

Einmal im Jahr fährt der Ricky Koch mit seinen Eltern, Geschwistern und vielen Freunden vier Tage lang Zelten. Ungefähr zwanzig Kinder und acht Erwachsene fahren dann mit einem Planwagen gemeinsam aufs Land, bauen auf einer Wiese ihre Schlafstätten auf und verbringen dort einige lustige Tage.

Die Kinder und Eltern spielen und toben miteinander, wandern, reden, grillen, picknicken und essen gemeinsam im Freien. Wenn es am Abend kalt wird, wärmen sie sich an einem Lagerfeuer oder kuscheln sich in eine Decke, bis sie zum Schlafen in ihren Zelten verschwinden.

Der Kinderkoch freut sich schon immer riesig auf diesen alljährlichen Ausflug. Allerdings störte ihn beim letzten Mal, daß fast alle Kinder und auch Erwachsene beim Frühstück und beim Abendessen, zwischendurch und überhaupt Butterbrote und Brötchen hauptsächlich mit sehr vielen ungesunden Sachen belegten. Fettige Wurst und allzu fettigen Käse, viel Zuckermarmelade und Nuß-Nougatcreme. Manche Kinder lutschen sogar mit ihren Fingern ein ganzes Glas mit Marmelade oder Nußcreme alleine aus.

"Igittigitt", schüttelte da der Kinderkoch den Kopf. Schon beim Hinsehen wurde dem Ricky, der ja so gerne gesunde Sachen ißt und diese auch tüftelt, übel. Er wußte es ja außerdem ganz genau, nämlich: Daß in einem Glas Supermarkt-Nußcreme fast 80 Zukkerwürfel versteckt sind und in einem Glas Supermarkt-Marmelade mehr als die Hälfte weißer Zucker eingemischt ist.

Natürlich sind diese Brotaufstriche nicht gerade gesund, das kann sich eigentlich jedes Kind denken!

Als der Kinderkoch sich dieses Zuckerbrotaufstrichgeschlecke jedoch beim Zeltlagern nun gleich drei ganze Tage mit ansehen mußte, nahm er sich spontan eine besondere Kochtüftelei vor. Er wollte, daß für die Zukunft alle ungesunden Brotaufstriche verschwinden, zuhause gelassen, besser gar nicht mehr gekauft werden, und dafür nur noch gesunde bunte Brote von den Kindern und ihren Eltern gegessen werden.

Zu dieser schwierigen Tüftelarbeit schloß sich der Kinderkoch in seinem kleinen Kochlabor ein. Dort tüftelte er dann, tüftelte ... und tüftelte ..., tüftelte vier Tage! Dann war es soweit! Der Kinderkoch stürmte aus seinem Kochlabor! Dabei hatte er ein großes Geschirrtablett in der Hand und darauf standen all seine getüftelten .... tollen Brotaufstriche.

Hier sind die Rezepte für Euch und Eure bunten Brote. Zum Probieren und zum Nachtüfteln.

Viel Spaß dabei wünscht

Eurer Kinderkoch

Ricky Koch

BUNTE BROTE — SÜSSE GAUMEN

Am liebsten essen wohl die meisten Kinder süße Brotaufstriche. Deshalb legte der Kinderkoch beim Tüfteln ganz besonderen Wert darauf , viele bunte, gesund gesüßte und erfrischende Aufstriche für Kinder zusammenzutüfteln!

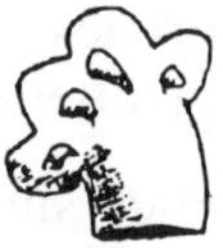

SONNENGELBER BROTAUFSTRICH

Bananen-Zitronen Butter (Daniels-Aufstrich)

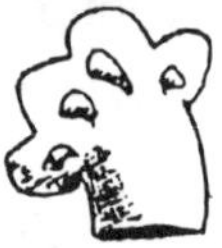

An Tüftelzutaten braucht Ihr:

90 Gramm sehr weiche Butter (am besten stellt Ihr die Butter einige Stunden bevor Ihr den Brotaufstrich mixt aus dem Kühlschrank)

1 Eßlöffel Akazienhonig

1 und dazu eine halbe Zitrone ("unbehandelte" aus dem Bioladen)

2 mittelgroße Bananen

3 Eßlöffel Zitronensaft.

An Laborgeräten stellt Ihr Euch bereit:

eine Waage, zwei Eßlöffel, zwei Rührschüsseln, Handrührer mit Schneebesen, eine feine Gemüsebürste, eine Gemüsereibe, eine Saftpresse, eine Gabel, ein Holzbrett, ein Küchenmesser.

Und so wird der Aufstrich getüftelt:

Zunächst gebt Ihr die weiche Butter in eine Rührschüssel. Nun müßt Ihr mit den Schneebesen die Butter einige Minuten in der Schüssel schaumig rühren. Dann gebt Ihr den abgemessenen

Akazienhonig in die Schüssel hinein und verrührt die Tüftelzutaten mit dem Schneebesen zusammen. Als nächstes wascht Ihr die Zitrone gut ab, am besten mit der Bürste unter lauwarmem Leitungswasser. Dann holt Ihr die andere Rührschüssel dazu und legt die Reibe da hinein. Nun braucht Ihr ein bißchen Kraft und Ausdauer, denn Ihr müßt die gelbe Zitronenschale von der ganzen und der halben Zitrone gut abreiben. Hin und her müßt Ihr die Zitronen auf der Reibe reiben. Dabei kommen auf der anderen Reibenseite kleine Zitronenschalenstücke heraus. Ein bißchen aufpassen müßt Ihr allerdings auf Eure Finger; die sollen ja nicht mitgerieben werden!

Habt Ihr es geschafft, nur die Schale von der ganzen und auch der halben Zitrone abzureiben, mischt Ihr die gelben Zitronenschalen-Flöckchen in die Butter hinein, bis sie eine schöne gelbe Creme ist.

So, einen Teil habt Ihr damit geschafft! Nehmt jetzt die Saftpresse, schneidet die ganze Zitrone in der Mitte auf und preßt die zwei nackten Zitronenhälften darauf aus. Auf dem Holzbrett schneidet Ihr danach mit dem kleinen Küchenmesser die Bananen in Scheiben und gebt mit einem Eßlöffel drei Eßlöffel Zitronensaft auf die Bananenscheiben darauf. Das macht Ihr deshalb, damit die Bananen, wenn Sie in der Butter vermixt sind, nicht so schnell anlaufen, also schwarz werden und weil sonst der Brotaufstrich seine Farbe verliert. Sind Eure Bananen mit dem Saft begossen, drückt Ihr sie mit dem Saft und einer Gabel auf dem Holzbrett klein. Die Bananen müssen zum Schluß cremig ausschauen. Fast fertig! Nun braucht Ihr nur noch das Bananenpüree nach und nach mit der Gabel in die gelbe Butter zu rühren. Fertig ist Euer sonnengelber Brotaufstrich. Vor dem Verzehr müßt Ihr ihn nur noch etwas in den Kühlschrank stellen (etwa 1,5 Stunden).

TIPECKE:

Den Aufstrich könnt Ihr in einer schönen Glasschale anrichten und mit einigen Nüssen obendrauf verzieren. Der Aufstrich hält ungefähr drei Tage und muß, wenn er nicht direkt gegessen wird, abgedeckt im Kühlschrank gelagert.

MANDEL-ORANGEN-BUTTER

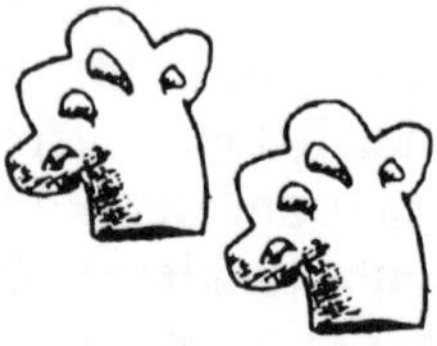

An Tüftelzutaten benötigt Ihr:

1 Orange (unbehandelte aus dem Bioladen)

100 Gramm geriebene Mandeln

80 Gramm ungeschwefelte Rosinen

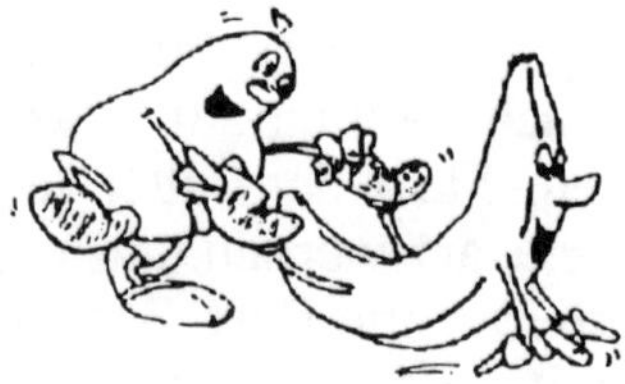

An Laborgeräten stellt Ihr Euch bereit:

ein Geschirrtuch, eine Gemüsebürste, eine Rührschüssel, eine Reibe, ein kleines Küchenmesser, ein Holzbrett, eine Waage.

Und so wird der Aufstrich getüftelt:

Zunächst müßt Ihr die Orangen unter heißem Leitungswasser abwaschen und mit der Bürste abreiben. Dann trocknet Ihr die Früchte mit dem frischen Geschirrtuch ab, nehmt die Rührschüssel und die Reibe zur Hand und reibt nun langsam die Schale von den Orangen. Wie schon beim gelben Aufstrich, braucht Ihr für die Reiberei schon etwas Kraft und auch Geduld. Aber das lohnt sich! Habt Ihr die Orangen nackt gerieben, müßt Ihr sie mit dem kleinen Messer von der weißen Haut befreien und die Früchte auf dem Holzbrettchen in Stücke teilen. Das Orangenfruchtfleisch sammelt Ihr in der hohen Rührschüssel und püriert es mit dem Pürierstab glatt. Ist das Orangenpüree fertig, rührt Ihr die geriebenen Mandeln mit einem Holzlöffel nach und nach dazu und gebt danach auch die geriebene Orangenschale in die Masse hinein. Nun benötigt Ihr die Rosinen. Die kommen ebenfalls in eine hohe Rührschüssel und werden, wie vorhin die Orangen mit dem Pürrierstab so gut wie es geht zerkleinert Dieses Rosinenpüree kommt dann zum Schluß in die Orangen-Mandelmasse und wird, damit alles gut verteilt ist, nochmals mit dem Pürierstab vermixt.

Fertig!

TIPECKE:

Den Aufstrich füllt Ihr, damit er sich bis zu fünf Tagen hält, in ein Glas mit Schraubverschluß. Er dickt übrigens bei längerem Stehen nach. Stellt ihn möglichst immer kühl. Die Butter schmeckt nicht nur gut zu Vollkornbrot und -Brötchen, Zwieback oder Knäcke, sondern auch zu süßen Getreidegerichten wie Pfannkuchen, Hirse, Mais oder Reisbrei.

ERDBEERQUARKI

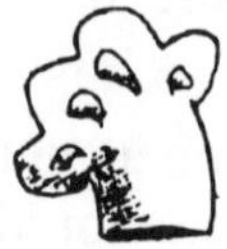

An Tüftelzutaten stellt Ihr Euch bereit:

250 Gramm Magerquark

250 Gramm Erdbeeren

2 Eßlöffel gemahlene Haselnüsse

1 Eßlöffel Sahne

1 und noch einen halben Eßlöffel Akazienhonig

An Laborgeräten benötigt Ihr:

ein Abtropfsieb, zwei Eßlöffel, ein Holzbrett, ein Küchenmesser, einen Pürierstab, eine hohe Rührschüssel, eine Waage, einen Schneebesen.

Und so wird der Aufstrich getüftelt:

Gebt die Erdbeeren in ein Abtropfsieb und wascht die Früchte unter kaltem Wasser gründlich ab. Laßt die Beeren ein bißchen abtropfen. In der Zwischenzeit könnt Ihr Euch das Holzbrett, das Küchenmesser und die hohe Rührschüssel an Eurem Arbeitsplatz bereitstellen. Dann müssen die Erdbeeren erst einmal gezupft werden. Das bedeutet, Ihr müßt den grünen Stiel, den die Früchte meistens noch haben, entfernen. Danach schneidet Ihr die Erdbeeren auf dem Holzbrett mit dem Küchenmesser in der Mitte einmal durch und gebt die halben Beeren in die hohe Rührschüssel hinein. Sind alle Beeren darin, püriert Ihr die Früchte mit dem Pürierstab klein, macht also Erdbeermus daraus.

Nun nehmt Ihr den Magerquark und rührt ihn portionsweise, am besten mit dem Schneebesen, in das Erdbeermus. Wenn der Quark mit dem Mus wirklich gut verrührt ist, wird der Honig und die Sahne in die Masse gerührt. Ganz zum Schluß gebt Ihr die fein gemahlenen Nüsse unter die Masse und .... fertig ist die Creme!

TIPECKE:

Dieser Brotaufstrich sieht besonders schön aus, wenn Ihr ihn in einer Schale anrichtet und mit ein paar Erdbeeren oben drauf serviert. Der Erdbeerquark schmeckt nicht nur gut auf einem Brot, sondern ist auch ein leckerer Nachtisch. Die rosa Creme hält sich leider nicht sehr lange; ungefähr ein bis zwei Tage abgedeckt im Kühlschrank.

SOMMERPARADECREME

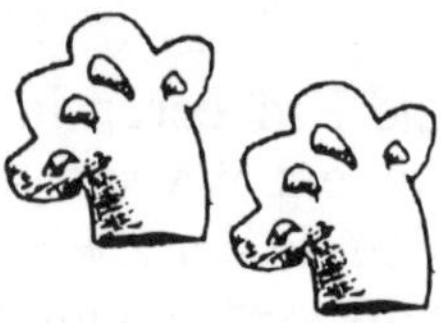

An Tüftelzutaten benötigt Ihr:

200 Gramm zerhackte Sonnenblumenkerne

3 reife gelbe Birnen

1 Teelöffel Akazienhonig

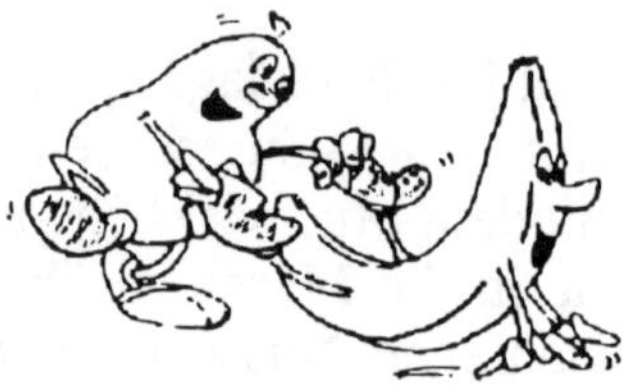

An Laborgeräten stellt Ihr Euch bereit:

einen Teelöffel, eine Waage, ein Geschirrtuch, ein Holzbrett, ein Küchenmesser, eine hohe Rührschüssel, ein Pürierstab, einen Eßlöffel.

Und so wird der Aufstrich getüftelt:

Die Birnen müßt Ihr abwaschen und dann mit dem frischen Geschirrtuch abtrocknen. Danach schneidet Ihr die Früchte auf dem Holzbrett mit dem Küchenmesser in der Mitte auf und schneidet diese zwei Hälften dann noch mal in Viertelstücke. Aus den Viertelstücken löst Ihr das Kerngehäuse und die kleinen Birnenbärtchen heraus. Ist das passiert, werden die Birnenviertel in noch kleinere Stücke geschnitten und auf dem Holzbrett für einen Moment gelagert.

Die zerhackten Sonnenblumenkerne gebt Ihr in die hohe Rührschüssel. Dann fügt Ihr die Birnenstücke dazu und mixt mit dem Stab alles gut zusammen. Sind die Birnen und Sonnenblumenkerne gut vermischt, könnt Ihr zum Schluß den Akazienhonig unter die Masse rühren. Dies macht Ihr am besten mit dem Eßlöffel.

TIPECKE:

Den Aufstrich müßt Ihr sofort aufessen; also auch nicht im Kühlschrank aufbewahren.

PFLAUMENMUS

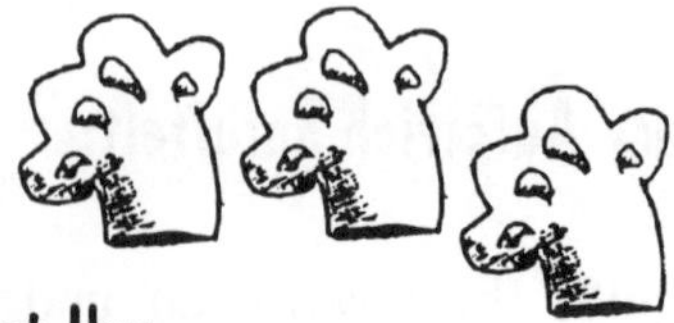

An Tüftelzutaten benötigt Ihr:

4-6 Nelken (keine Blumen, sondern Gewürznelken — fragt vorsichtshalber Eure Eltern)

1 Zimtstange

2 Beutel Früchtetee

500 Gramm ungeschwefelte, getrocknete Pflaumen ohne Stein

1/4 Liter Wasser

An Laborgeräten stellt Ihr Euch bereit:

einen Messbecher, eine Waage, einen Holzlöffel, einen Kochtopf mit Deckel, eine Eieruhr, eine Schüssel, ein feines Sieb, einen Pürierstab, eine hohe Rührschüssel, ein Schraubglas, einen Herd.

Und so wird der Aufstrich getüftelt:

Nehmt das Holzbrett und legt die Zimtstange darauf. Dann zerkleinert Ihr mit dem Küchenmesser die Zimtstange, so das diese zerbröckelt. Nun stellt Ihr den Topf auf den Herd und gebt das abgemessene Wasser dazu. In das Wasser rührt Ihr mit dem Holzlöffel die Nelken, die zerbröckelte Zimtstange und legt die zwei Beutel Früchtetee dazu. Das Wasser müßt Ihr nun heiß werden lassen, sogar einmal kurz aufkochen und dann etwa eine Viertelstunde mit den Zutaten abgedeckt, also mit dem Deckel auf dem Topf durchziehen lassen. Das Wasser nimmt mit der Zeit den Geschmack der Teebeutel und Gewürze an. Stellt Euch hierzu die Eieruhr, die bimmelt, wenn die 15 Minuten vorbei sind.

Ist die Flüssigkeit gut durchgezogen, gebt Ihr den Tee aus dem Topf durch ein feines Sieb in eine Schüssel. In diese Schüssel mit dem Tee legt Ihr jetzt die ungeschwefelten, entsteinten Pflaumen hinein und laßt diese 3-4 Stunden quellen, bis die Pflaumen glatt und weich sind. Quellen heißt: Die Pflaumen, die getrocknet etwas schrumpelig aussehen, saugen sich in den 3-4 Stunden mit dem Tee auf, werden dadurch größer aber auch wieder schöner, da ihre Haut sich glättet.

Nach 3-4 Stunden: Die gequollenen Pflaumen müßt Ihr ins Sieb schütten (den Saft im Kochtopf auffangen) und abtropfen lassen. Nun holt Ihr den Pürrierstab und die hohe Rührschüssel und gebt zunächst nur ein paar Pflaumen in die Schüssel. Ihr püriert nun die Pflaumen mit dem Stab zu Mus und gebt dann nach und nach alle Pflaumen in die Schüssel hinein. Sollte Euch das Mus zu fest sein, könnt Ihr von dem Quelltee aus der Schüssel noch etwas dazugeben. Ansonsten ist das Mus fertig und muß nur noch in ein Schraubglas gefüllt werden.

TIPECKE:

Das Mus hält sich, wenn Ihr es immer in den Kühlschrank stellt, ungefähr 5 Tage. Auf Vollkornbrot und -Brötchen schmeckt es besonders gut, wenn Ihr gehackte Walnüsse auf den Aufstrich streut. Übrigens: Das Fruchtmus ist eine feine Füllung für Plätzchen und Kuchen.

BROMBEERMARMELADE

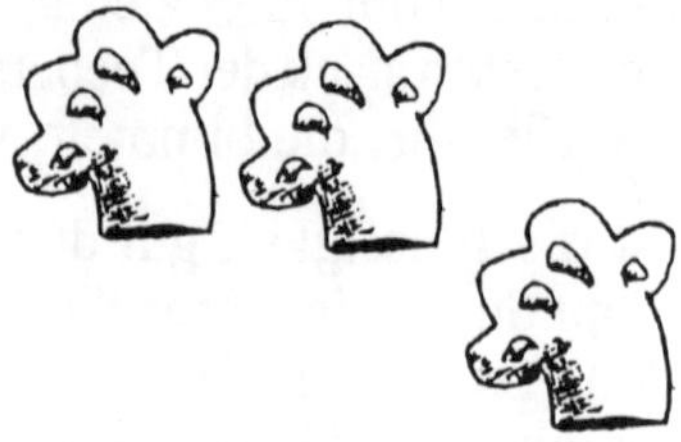

An Tüftelzutaten benötigt Ihr:

250 Gramm Brombeeren (entweder frische aus dem Laden, tiefgefrorene, die Ihr vor dem Tüfteln natürlich auftaut, oder aber solche, die wildgewachsen im Sommer an Wald- und Wegrändern geerntet werden können).

3 Teelöffel Honig

1 Teelöffel Agar-Agar

1 Eßlöffel Wasser

Zitronensaft nach Eurem Geschmack

Zimt nach Eurem Geschmack

An Laborgeräten stellt Ihr Euch bereit:

einen Teelöffel, einen Eßlöffel, ein Abtropfsieb, einen Kochtopf, ein Schraubglas, einen Herd und eine Waage.

Und so wird der Aufstrich getüftelt:

Die Brombeeren müssen, wie jedes Obst, das Ihr zu einem Aufstrich verarbeitet, gut im Abtropfsieb unter Leitungswasser abgewaschen werden. Dann legt Ihr die Brombeeren in eine Schüssel und gebt den Honig über die Früchte. Mit einem Eßlöffel verrührt Ihr die Tüftelzutaten miteinander und laßt die Beeren mit dem Honig eine ganze Nacht abgedeckt stehen. In der Nacht ziehen die Beeren den Honig in ihr Fruchtfleisch hinein und bilden dabei einen süßen Saft, den Ihr am anderen Morgen in der Schüssel sehen könnt.

Am anderen Morgen: Ihr müßt, bevor das Obst zu Marmelade gekocht wird, die Brombeeren mit dem Zimt und dem Zitronensaft nach Eurem Geschmack ein wenig nachwürzen. Nun kommt das Obst, mit allem, was daran ist, in einen Topf. Den stellt Ihr auf den Herd. Bevor Ihr die Brombeeren erhitzt, müßt Ihr jedoch das Agar-Agar-Pulver in einer Kaffeetasse mit dem Eßlöffel Wasser auflösen. Das Agar-Agar mit dem Wasser ist das Geliermittel, eine Art Bindemittel, für die Marmelade. Dieses Geliermittel gebt Ihr unter die Brombeeren. Nun erhitzt Ihr das, was im Marmeladenkochtopf ist, zerkleinert alles ein wenig mit dem Löffel, laßt es sogar einmal aufkochen und füllt es dann schnell in ein Glas mit Schraubverschluß. Zieht besser ein paar Topfhandschuhe beim Umfüllen an oder aber laßt Euch von Euren Eltern helfen, damit Ihr Euch nicht am heißen Topf verbrennt.

TIPECKE:

Die Brombeermarmelade hält sich etwa zwei Wochen. Wenn Ihr beim Zubereiten vorsichtig rührt, bleiben die Beeren sogar ganz, das sieht auf dem Brot oder Brötchen besonders lecker aus.

Erdbeermarmelade

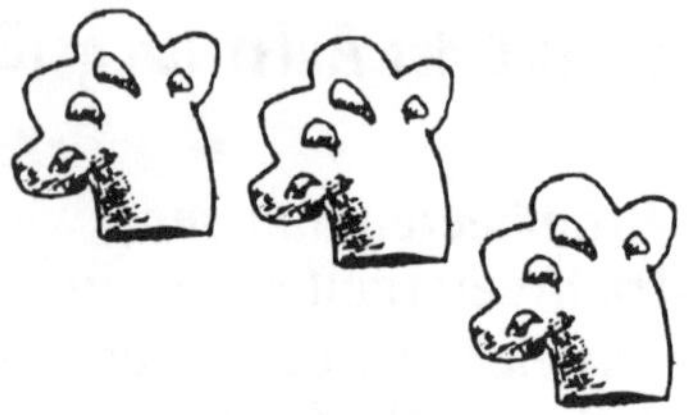

An Tüftelzutaten benötigt Ihr:

500 Gramm Erdbeeren (frische aus dem Laden, vom Feld oder Garten. Ist keine Erdbeerzeit, könnt Ihr auch tiefgefrorene aus der Gefriertruhe, die Ihr vor der Tüftelei natürlich auftauen laßt, verwenden)

1 und noch einen halben Eßlöffel Akazienhonig

15 Gramm oder ein abgemessenes Päckchen Konfigel (eine Marmeladenhilfe aus dem Bioladen)

An Laborgeräten stellt Ihr Euch bereit:

einen Eßlöffel, ein Abtropfsieb, ein Holzbrett, ein Küchenmesser, einen Pürierstab, einen hohen Kochtopf, einen Holzlöffel, einen Herd, eine Waage.

Und so wird der Aufstrich getüftelt:

Die Erdbeeren müßt Ihr in ein Sieb geben und unter klarem Leitungswasser gut abwaschen. Dann stellt Ihr die Erdbeeren zum Abtropfen ein wenig zur Seite und bereitet Euren Arbeitsplatz vor. Nehmt das Holzbrett und das Küchenmesser. Fangt dann damit an, das Grün an den Erdbeeren abzuzupfen. Die sauberen Erdbeeren müßt Ihr danach auf dem Holzbrett in Viertel schneiden und die Erdbeerviertel in den hohen Topf legen. Sind alle Erdbeeren klein geschnitten, püriert Ihr sie mit dem Pürierstab zu Erdbeermus. Bevor Ihr das Erdbeermus auf dem Herd heiß macht, rührt Ihr das Konfigel mit dem Eßlöffel dazu und stellt den Topf erst dann auf die Herdplatte. Nun muß das Mus mit dem Konfigel kochen. Ihr solltet aber unbedingt, während die Marmelade kocht, mit dem Holzlöffel das Erdbeermus umrühren. Nach etwa fünf Minuten ist die Marmelade fertig gekocht. Nehmt den Topf vom Herd und laßt die Marmelade einige Minuten auskühlen. Bevor Ihr sie in ein Schraubglas füllen könnt, wird noch der Akazienhonig eingerührt. Dann kommt die heiße Marmelade aus dem Topf in das Schraubglas. Habt Ihr den Deckel fest zugeschraubt, müßt Ihr das Marmeladenglas auf den Kopf stellen (Ein Trick: So könnt Ihr die Marmelade "vakuum" verpacken und eventuelle "Bakterien", die die Marmelade allzu schnell verschimmeln lassen, vernichten). Auf den Kopf gestellt muß die Marmelade erst einmal bei Zimmertemperatur erkalten . Nach ungefähr 2 Stunden könnt Ihr das Marmeladenglas in den Kühlschrank stellen und nach weiteren 1,5 Stunden die erste Kostprobe davon nehmen. Guten Appetit!

TIPECKE:

Diese Marmelade hält sich, wenn Ihr sie kühl stellt, vier bis sechs Wochen. Probiert einmal ein Vollkornbrötchen oder Vollkornbrot mit Frischkäse unten und Erdbeermarmelade darüber. Lecker!

APFEL-INGWER-BUTTER

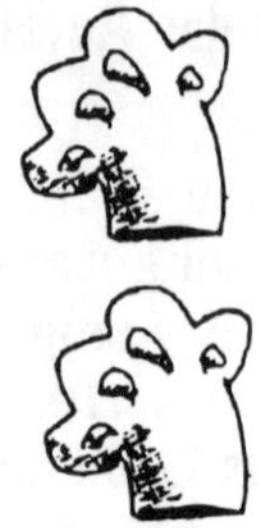

An Tüftelzutaten benötigt Ihr:

1 Kilogramm süßsaure Äpfel

150 Gramm Butter

80 Gramm Akazienhonig

1 Stück Ingwerwurzel (geriebene 150 Gramm von diesem Gewürz)

eine Prise Salz

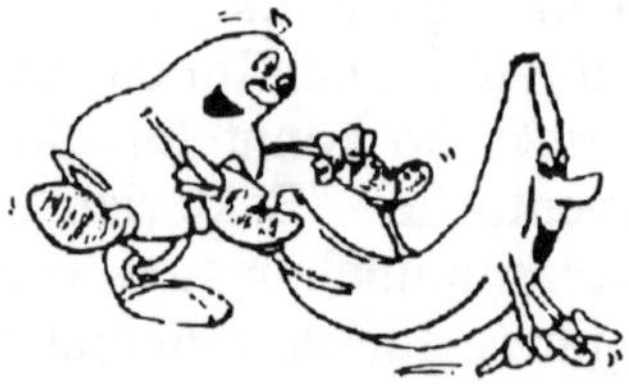

An Laborgeräten stellt Ihr Euch bereit:

eine Waage, einen Sparschäler, ein Holzbrett, ein Küchenmesser, einen Kochtopf, einen Herd, einen Holzlöffel.

Und so wird der Aufstrich getüftelt:

Alle Äpfel müssen mit dem Sparschäler geschält werden. Dann werden die nackten Äpfel auf dem Holzbrett mit dem Küchenmesser in der Mitte aufgeschnitten und diese Hälften nochmals halbiert, dann habt Ihr Viertel. Aus den Vierteln löst Ihr das Kerngehäuse und schneidet danach die Viertel in kleine Scheibenstücke. Den Topf stellt Ihr auf den Herd, gebt die Butter dazu und erhitzt den Topf, damit die Butter schmilzt. Ist die Butter weich, gebt Ihr die kleinen Apfelscheiben, den Ingwer und den Honig in den Topf, und verrührt alles mit dem Holzlöffel zusammen bei mittlerer Hitze (Stufe 2 Elektroherd) ungefähr 5 Minuten. Nach den fünf Minuten gebt Ihr das Wasser dazu und laßt alles nochmal 10 Minuten köcheln. Zum Schluß rührt Ihr die Prise Salz in die Apfel-Ingwer-Butter. Dann nehmt Ihr den Topf vom Herd, laßt die Masse 10 Minuten auskühlen und füllt sie danach in eine passende Aufstrichschale. Fertig!

TIPECKE:

Der Aufstrich hält sich ca. 5-8 Tage abgedeckt im Kühlschrank.

FRÜCHTCHEN BUTTER

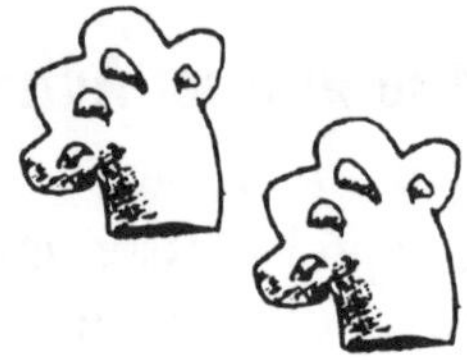

An Tüftelzutaten benötigt Ihr:

200 Gramm Äpfel

100 Gramm Himbeeren

50 Gramm Butter

1 Teelöffel Akazienhonig

1 Teelöffel Zitronensaft

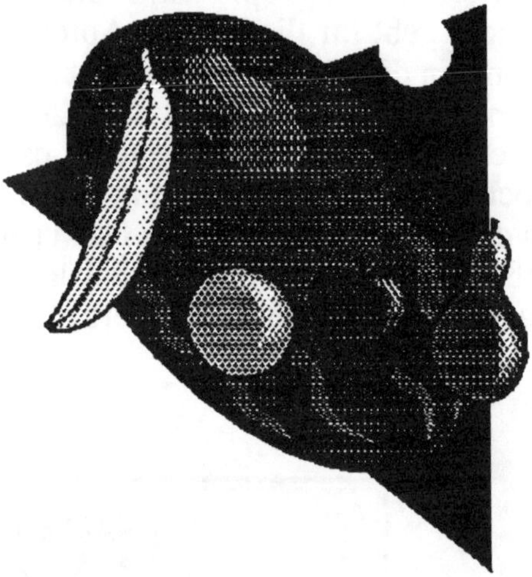

An Laborgeräten stellt Ihr Euch bereit:

Zwei Teelöffel, eine Waage, einen Sparschäler, ein Holzbrett, ein Küchenmesser, einen Kochtopf, ein Abtropfsieb, einen Holzlöffel, einen Herd.

Und so wird die Früchtchen-Butter gekochtüftelt:

Nehmt zunächst den Apfel, schält ihn mit dem Sparschäler und schneidet ihn mit dem Messer auf dem Holzbrett in der Mitte durch. Dann halbiert Ihr die halben Äpfel noch einmal so, daß Ihr Apfelviertel bekommt. Als nächstes müßt Ihr aus den Vierteln das Kerngehäuse entfernen und sie dann mit dem Küchenmesser in sehr kleine Stückchen schneiden. So, daß wäre geschafft! Jetzt wascht Ihr die Himbeeren vorsichtig im Abtropfsieb unter Leitungswasser ab.

Stellt nun den Topf auf den Herd und gebt die Butter zum Schmelzen hinein. Am besten geht das bei mittlerer Hitze, also bei einem Elektroherd mit Stufe 2. Ist die Butter geschmolzen, müßt Ihr die Äpfel und die gewaschenen Himbeeren dazugeben, ebenso den Zitronensaft. Alles zusammen laßt Ihr dann bei gleicher Hitzezufuhr ungefähr 5 Minuten dünsten. Dabei solltet Ihr jedoch mehrmals mit dem Holzlöffel alles umrühren. Dann sind die Äpfel weich. Nehmt den Topf vom Herd und rührt noch den Honig dazu.

Schon fertig!

TIPECKE:

Der Aufstrich hält sich ungefähr drei Tage.

Pfirsichpüree mit Zitronenmelisse

An Tüftelzutaten benötigt Ihr:

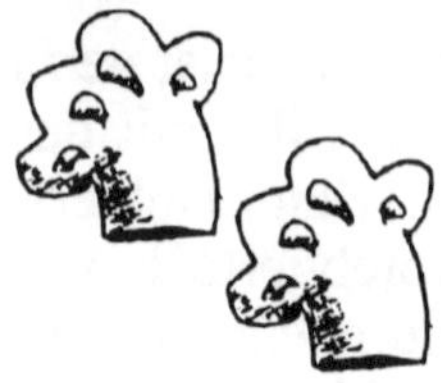

500 Gramm reife Pfirsiche

1 Teelöffel Akazienhonig

10 frische Blätter Zitronenmelisse

An Laborgeräten stellt Ihr Euch bereit:

einen Teelöffel, ein Küchenmesser, eine hohe Rührschüssel, einen Pürierstab, einen Holzlöffel, ein Holzbrett, eine Waage.

Und so wird das Pfirsichpüree getüftelt:

Ein wenig mühsam wird es jetzt: Ihr müßt die reifen Pfirsiche mit dem kleinen Küchenmesser häuten, das heißt, die pelzige Pfirsichschale entfernen. Habt Ihr die saftige Arbeit überstanden, schneidet Ihr die Früchte auf und entfernt den Pfirsichkern. Das Fruchtfleisch muß, wie jedes Obst vor dem Pürieren, in Stücke geschnitten werden. Die gebt Ihr in die hohe Rührschüssel hinein. Dann püriert Ihr mit dem Pürierstab das Fruchtfleisch zu Mus. Habt Ihr das geschafft, rührt Ihr den Honig mit dem Holzlöffel unter das Mus. Jetzt braucht Ihr nur noch die Blätter der Zitronenmelisse auf dem Holzbrettchen mit dem Küchenmesser in sehr, sehr kleine Stücke schneiden und dann die grünen Melissen-Punkte unter das Mus rühren. Fertig!

TIPECKE:

Der Aufstrich hält sich ungefähr zwei Tage. Statt Pfirsichen könnt Ihr übrigens auch gehäutete reife Aprikosen verwenden (aber bitte keine aus der Dose).

NUSSI - DIE NUSSCREME

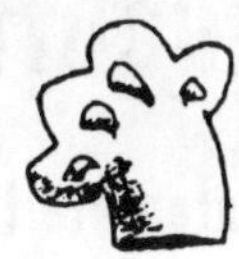

An Tüftelzutaten stellt Ihr Euch bereit:

125 Gramm weiche Butter

200 Gramm fein geriebene Haselnüsse

1/2 Teelöffel ungezuckerten Kakao

1 Messerspitze Zimtpulver

An Laborgeräten stellt Ihr Euch bereit:

eine Waage, einen Teelöffel, ein Messer, eine Rührschüssel, ein Handrührgerät mit Schneebesen, einen Holzlöffel.

Und so wird der Aufstrich getüftelt:

Gebt die weiche Butter in die Rührschüssel und schlagt sie mit den Schneebesen erst einmal kräftig um, am besten so lange, bis sie etwas schaumig ist. Dann gebt Ihr mit dem Teelöffel das Kakaopulver unter die Butter und danach die Messerspitze Zimt und verrührt die Gewürze mit der Butter. Zum Schluß rührt Ihr mit dem Holzlöffel nach und nach die fein geriebenen Haselnüsse in die Buttermasse ein.

Sind alle Tüftelzutaten in der Butter verschwunden, ist der Aufstrich fertig.

TIPECKE:

Der Aufstrich hält sich gut gekühlt ungefähr drei Tage.

PISTAZIENBUTTER

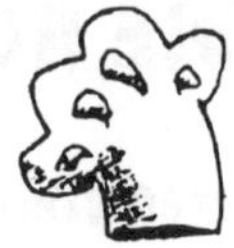

An Tüftelzutaten stellt Ihr Euch bereit:

125 Gramm Butter

1 Teelöffel Zitronensaft

50 Gramm geschälte und gehackte Pistazien

1 Teelöffel Honig

1 Prise Salz

An Laborgeräten stellt Ihr Euch bereit:

eine Waage, zwei Teelöffel, einen Holzlöffel, eine Rührschüssel.

Und so wird der Aufstrich getüftelt:

Nehmt die Rührschüssel und gebt die weiche Butter hinein. Rührt die Butter zunächst mit dem Holzlöffel glatt. Danach gebt Ihr den Honig, die Prise Salz, den Zitronensaft und die Pistazien unter die Butter und vermengt alles gut miteinander. Fertig!

TIPECKE:

Die Butter hält sich ungefähr zwei Tage. Vor dem Aufschmieren auf Eure Brote solltet Ihr die Butter ungefähr 1 Stunde in den Kühlschrank stellen. Dann schmeckt Sie noch viel besser.

MANDELKÄSE

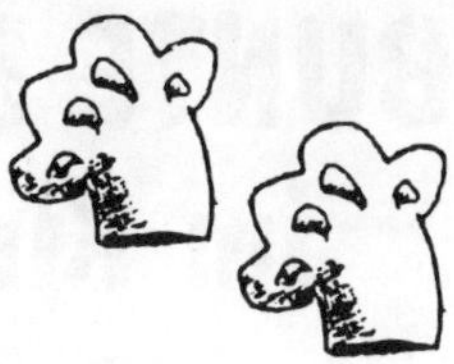

An Tüftelzutaten stellt Ihr Euch bereit:

250 Gramm Frischkäse

100 Gramm Mandeln

1 und noch einen halben Teelöffel Akazienhonig

4 Eßlöffel Sahne

An Laborgeräten stellt Ihr Euch bereit:

eine Rührschüssel, eine Waage, einen Teelöffel, einen Eßlöffel, einen kleinen Schneebesen.

Und so wird der Aufstrich getüftelt:

Nehmt die Rührschüssel und gebt mit dem Eßlöffel den Frischkäse hinein. Dann rührt Ihr zu dem weißen Käse die Sahne dazu, bis Ihr eine glatte Creme habt. Nun gebt Ihr den Honig mit dem Teelöffel unter die Creme und verrührt die Tüftelzutaten kräftig mit dem Schneebesen. Zum Schluß rührt Ihr mit einem Eßlöffel die fein geriebenen Mandeln unter die Creme. Dann ist der Mandelkäse auch schon fertig. Guten Appetit!

TIPECKE:

Gut abgedeckt hält sich der Aufstrich vier Tage. Statt Mandeln könnt Ihr auch feingeriebene Hasel- oder Walnüsse verwenden.

BUNTE BROTE — PIKANT im Kindergaumenland

Aber nicht alle Kinder mögen süße Brotaufstriche. Daran hat der Kinderkoch natürlich auch gedacht und für diese Kinder oder solche, die mal so, mal so ein buntes Brot essen möchten, herzhafte, pikante Brotaufstriche in seinem Kinderkochlabor getüftelt.

DER FRÜHLING IM QUARK

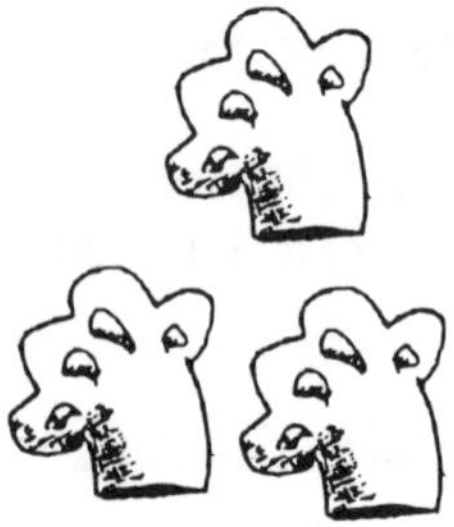

An Tüftelzutaten benötigt Ihr:

500 Gramm Magerquark

1 Bund Radieschen

3 Bund frische Kräuter, die Ihr besonders gerne mögt z. B Schnittlauch, Petersilie, Dill oder Kresse (die frische Kräuter bekommt Ihr entweder im Laden, auf dem Gemüsemarkt oder aber aus Eurem Garten. Übrigens: Kräuter könnt Ihr auch auf Eurer Fensterbank in einem kleinen Topf selber ziehen)

4 Eßlöffel Milch

1/2 Teelöffel Pfeffer

1/2 Teelöffel Salz

An Laborgeräten stellt Ihr Euch bereit:

eine Waage, einen Eßlöffel, einen Teelöffel, eine Rührschüssel, einen Holzlöffel, ein Abtropfsieb, ein Holzbrett, ein Küchenmesser, ein Wiegemesser.

Und so wird der Frühling in den Quark getüftelt:

Gebt zunächst den Magerquark in die Rührschüssel! Dann rührt Ihr mit dem Holzlöffel die Milch in den Quark bis eine cremige Masse entsteht. Nun rührt Ihr das Salz und den Pfeffer in die glatte Masse ein.

Jetzt rupft Ihr die Radieschen vom Radieschenbund ab und legt Sie in ein Sieb. Das Sieb haltet Ihr unter kaltes Leitungswasser und wascht so die Radieschen gründlich ab. Danach laßt Ihr die roten Rübchen abtropfen. In der Zwischenzeit stellt Ihr Euch das Holzbrett mit dem Küchenmesser bereit. Nun könnt Ihr damit anfangen, die Radieschen in ganz kleine Stücke zu schneiden. Sollten die Radieschen aber noch etwas Grün an ihren kleinen Knollen haben, müßt Ihr dieses vor dem Kleinschneiden wegschneiden.

Habt Ihr alle Radieschen kleingeschnitten, könnt Ihr die Stücke mit dem Holzlöffel in den Quark hineinrühren. Jetzt sind nur noch die Kräuter kleinzuhacken. Dazu nehmt Ihr wieder das Holzbrett. Legt die gewaschenen Kräuter darauf und zerkleinert die Kräuter mit dem Wiegemesser in ganz, ganz kleine Stücke. Sind die Kräuter am Anfang zu groß zum "wiegen", schneidet Ihr diese auf dem Holzbrett mit dem Küchenmesser zuerst ein wenig kleiner. Dann ist es einfacher mit der Wiegerei!

Tja, und sind die Kräuter klein genug gewiegt, könnt Ihr sie unter die Quarkmasse rühren.

Damit ist auch schon der Frühling in den Quark gehuscht. Fertig!

TIPECKE:

Der Frühlingsquark hält sich ungefähr zwei Tage. Er schmeckt übrigens nicht nur auf einem Vollkornbrot oder Vollkornbrötchen sehr gut, sondern auch zu Kartoffelpuffern, Pellkartoffeln und Getreidebratlingen. Probiert es einmal!

KRÄUTERBUTTER

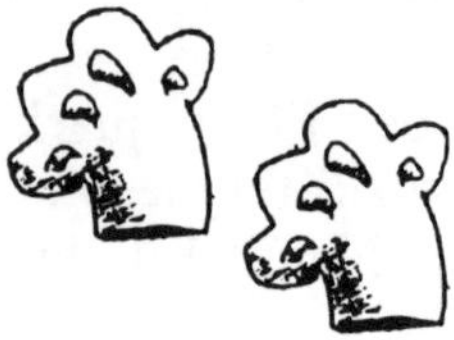

An Tüftelzutaten benötigt Ihr:

125 Gramm weiche Butter

1/2 Bund Schnittlauch

1/2 Bund Petersilie

1 Teelöffel Zitronensaft

1 Prise Salz

An Laborgeräten stellt Ihr Euch bereit:

einen Teelöffel, eine Waage, einen flachen Teller, eine Gabel, ein Holzbrett, ein Küchenmesser.

Und so wird die Kräuterbutter getüftelt:

Gebt die Butter auf den flachen Teller und verknetet sie mit der Gabel. Dann rührt Ihr die Prise Salz dazu und danach den Teelöffel Zitronensaft.

Jetzt müßt Ihr Euch das Holzbrett und das kleine Küchenmesser bereitstellen. Die Kräuter, also Schnittlauch und Petersilie, wascht Ihr dann unter kaltem Leitungswasser ab und schwenkt sie über dem Spülbecken trocken. Den Schnittlauch und auch die Petersilie legt Ihr danach auf das Holzbrett. Die Kräuter schneidet Ihr jetzt mit dem Küchenmesser in mittelgroße Stücke. Habt Ihr das geschafft, könnt Ihr anfangen, die Kräuter mit dem Wiegemesser kleinzuwiegen. Ganz kleine Stücke müßt Ihr wiegen - das kann schon ein paar Minuten dauern!

Sind die Kräuter klein genug, gebt Ihr die Stückchen in die Butter und rührt alles mit der Gabel kräftig zusammen. Zum Schluß füllt Ihr die fertige Kräuterbutter in ein passendes Gefäß, z. B. eine Schale oder Dose und stellt den Brotaufstrich mindestens für eine Stunde in den Kühlschrank. In dieser Zeit kann die Butter wieder fester werden und der Kräutergeschmack sich so richtig in der Butter verteilen.

TIPECKE:

Schmeckt besonders gut zu warmen Vollkornbrötchen oder Vollkornbaguett. Aber auch zu Pellkartoffeln könnt Ihr die Kräuterbutter gut essen. Die hält sich übrigens abgedeckt im Kühlschrank eine ganze Woche lang.

AVOCADO-Aufstrich

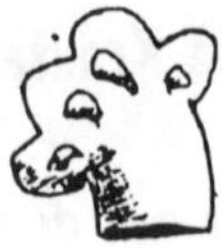

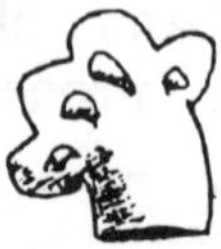

An Tüftelzutaten stellt Ihr Euch bereit:

1 reife Avocado

1 Eßlöffel Zitronensaft

1/2 Teelöffel Kräutersalz

1 Messerspitze Pfeffer

1 Bund Schnittlauch

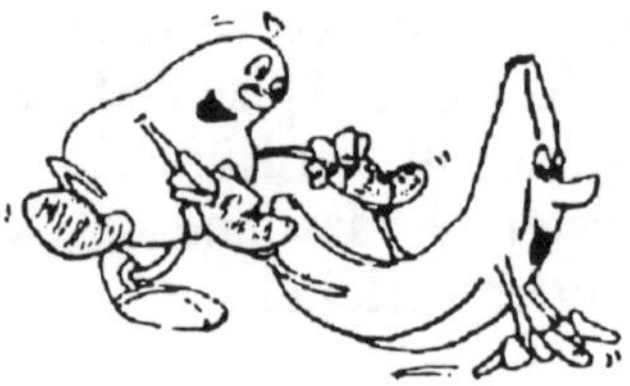

An Laborgeräten stellt Ihr Euch bereit:

einen Eßlöffel, ein Messer, zwei Teelöffel, ein Holzbrett, ein Küchenmesser, eine Gabel, eine kleine Rührschüssel, ein Wiegemesser, eine Waage.

Und so wird der Avocado-Aufstrich getüftelt:

Schneidet zunächst auf dem Holzbrett mit dem Küchenmesser die Avocadofrucht in der Mitte auf. Den großen Avocadokern müßt Ihr herausnehmen und dann mit dem Teelöffel nach und nach versuchen, das reife Avocadofruchtfleisch aus der Schale zu höhlen. Beide Hälften müßt Ihr vollständig aushöhlen. Das Fruchtfleisch legt Ihr auf das Holzbrett. Sind die Avocados leergehöhlt, drückt Ihr das Fruchtfleisch mit der Gabel auf dem Holzbrett klein. Es muß so klein gedrückt werden, daß es ein Püree ist. Das grüne Püree gebt Ihr zum besseren Weiterarbeiten in die kleine Rührschüssel. Nun rührt Ihr mit der Gabel das Kräutersalz und den Pfeffer dazu; danach den Eßlöffel Zitronensaft. So, jetzt braucht Ihr nur noch den Schnittlauchbund kleinzuhacken. Das geht, wie bei den anderen Rezepten auch, am besten auf dem Holzbrett. Darauf schneidet Ihr zunächst wieder das halben Bund Schnittlauch in kleinere Stücke und wiegt die Kräuterstückchen mit dem Wiegemesser noch viel, viel kleiner. Die winzigen Schnittlauchpunkte rührt Ihr mit der Gabel in die Avocadocreme, und fertig ist Euer grüner Aufstrich.

TIPECKE:

Vor dem Verzehr solltet Ihr den Aufstrich in ein schönes Gefäß geben und eine Stunde kaltstellen. Der Avocadoaufstrich hält sich abgedeckt im Kühlschrank etwa zwei Tage.

KÄSE AUS DEM WALD - Brennesselkäse

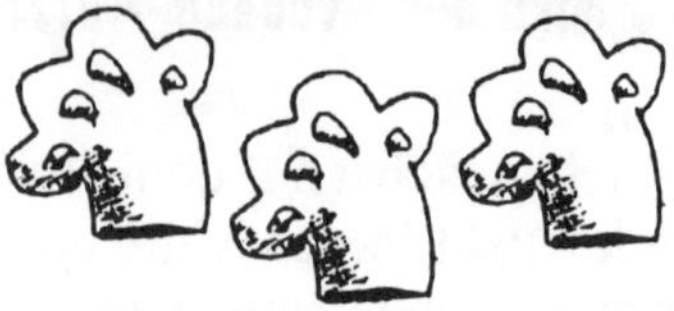

An Tüftelzutaten benötigt Ihr:

100 Gramm junge Brennesseln (das sind kleine Kräuterblätter, die Ihr im Wald pflücken könnt. Dabei sollten Euch aber Eure Eltern helfen. Die können Euch zeigen, wie Brennesseln aussehen und auch, wie man Sie erntet. Wollt Ihr die Brennessel selber pflücken, müßt Ihr unbedingt Handschuhe anziehen. Die Brennessel picksen nämlich sonst ganz schön an den Händen.)

250 Gramm Frischkäse

2 Eßlöffel saure Sahne

1 Eßlöffel Zitronensaft

eine Prise Vollmeersalz

1 Messerspitze weißen, gemahlenen Pfeffer

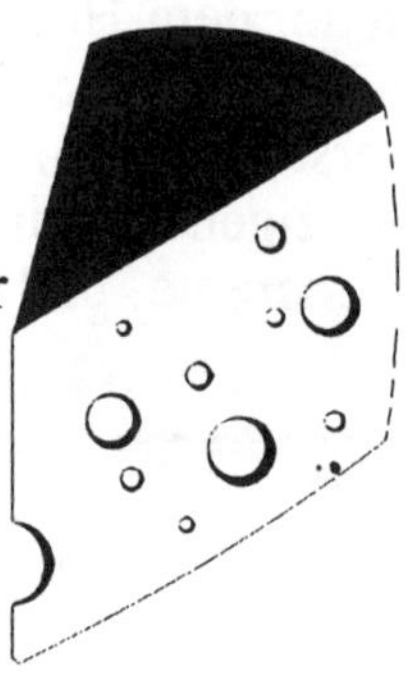

An Laborgeräten stellt Ihr Euch bereit:

zwei Eßlöffel, ein Messer, einen Kochtopf, ein Dunstsieb (Einsatz für den Topf), ein Wiegemesser, ein kleines Küchenmesser, ein Holzbrett, eine Rührschüssel, eine Waage.

Und so wird der Käse aus dem Wald getüftelt:

Stellt zunächst den Topf mit Wasser gefüllt auf den Herd und bringt das Wasser zum Kochen. Dann legt Ihr die Brennesseln in das Sieb und taucht es etwa zwei Minuten in das kochende Wasser hinein. Nach den zwei Minuten müßt Ihr die heißen Brennessel schnell unter kaltes Wasser halten. Man sagt auch "Abschrecken " dazu. Dadurch, daß Ihr die Brennesseln abgekocht habt, picksen sie Euch auch nicht mehr und Ihr könnt Sie jetzt mit Euren Händen anfassen.

Also: Bevor es weitergeht, die Brennesseln trockenschwenken. Dann solltet Ihr mit dem kleinen Küchenmesser die Brennesseln von den groben Stielen befreien. Das heißt, mehr oder weniger die Brennesselblätter vom Stiel entfernen. Die Blätter legt Ihr auf das Holzbrett und schneidet sie mit dem Küchenmesser klein. Sind die Stücke noch nicht klein genug, könnt Ihr mit dem Wiegemesser noch ein wenig nachhelfen.

So, der erste Teil wäre geschafft.

Nehmt nun die Rührschüssel und gebt den Frischkäse dort hinein. Dann rührt Ihr mit dem Eßlöffel nach und nach die saure Sahne, den Zitronensaft und das abgemessene Meersalz sowie den weißen Pfeffer dazu. Der Frischkäse sieht nun aus wie eine Creme. In diese Creme rührt Ihr sorgfältig die kleingehackten Brennesseln hinein, und fertig ist Euer Waldkäse.

TIPECKE:

Vor dem Verzehr müßt Ihr den Käse ungefähr eine Stunde im Kühlschrank "durchziehen"lassen. Er hält sich ungefähr 3-4 Tage.

MÖHREN APFEL AUFSTRICH

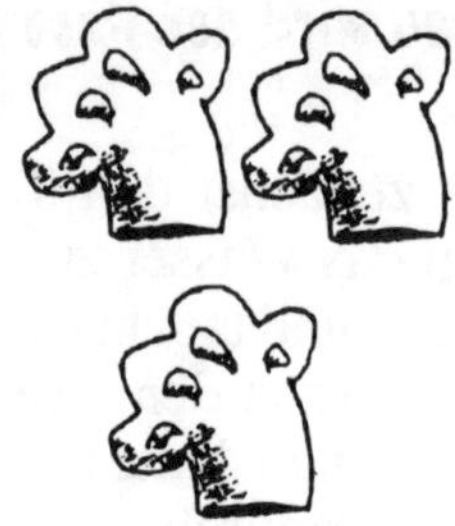

An Tüftelzutaten benötigt Ihr:

1 Möhre (die muß ungefähr 150 Gramm haben)

1 säuerlicher Apfel (der muß auch ungefähr 150 Gramm haben)

1 Eßlöffel Zitronensaft

150 Gramm Magerquark

eine Prise Vollmeersalz

2 Eßlöffel Creme fraiche

An Laborgeräten stellt Ihr Euch bereit:

drei Eßlöffel, eine Waage, ein Küchenmesser, eine flache Schüssel, eine Reibe.

Und so wird der Möhren-Apfel-Aufstrich getüftelt:

Den Apfel und die Möhre müßt Ihr gründlich abwaschen und dann abtrocknen. Ist die Möhre gut geputzt und noch nicht schrumpelig, braucht Ihr nur die Möhrenenden oben und unten mit dem kleinen Küchenmesser abzuschneiden. Den Apfel teilt Ihr in der Mitte auf und halbiert noch einmal die Hälften, dann habt Ihr Viertel. Diese befreit Ihr mit dem Küchenmesser von den Kernen und dem Kerngehäuse.

So, jetzt holt Ihr Euch die eine flache Schüssel, legt die Gemüsereibe darauf und reibt zunächst die Möhre und dann den Apfel klein. Das Geriebene vermischt Ihr mit zwei Eßlöffeln. Sind die Tüftelzutaten gut vermixt, gebt Ihr den Eßlöffel Zitronensaft dazu und rührt noch einmal alles um. Durch den Zitronensaft bleiben die Farben von Apfel und Möhre so, wie sie sind. Sonst sieht der Apfel und die Möhre nach kurzer Zeit gleich braun aus. Gar nicht schön!

In die andere Schüssel gebt Ihr den Magerquark. Den rührt Ihr mit der Creme fraiche und dem Eßlöffel glatt. Danach rührt Ihr in die Quarkcreme das Salz und den Pfeffer. Die anderen Gewürze vermischt Ihr auch damit. Nun, zum Schluß, kommen die Möhren- und Apfelraspeln zu Eurem Quark. Die Raspeln vermischt Ihr mit dem Eßlöffel sorgfältig mit der Quarkcreme und fertig ist der Möhren-Apfel-Aufstrich.

TIPECKE:

Der Aufstrich hält sich ungefähr zwei Tage. Er paßt besonders gut zu Vollkornbrot oder Vollkornbrötchen und Kartoffeln.

PAPRIKASCHNEE

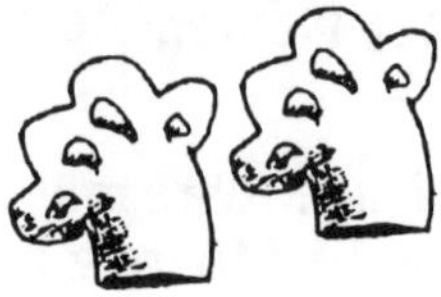

An Tüftelzutaten stellt Ihr Euch bereit:

150 Gramm Hüttenkäse

eine mittelgroße grüne Paprikaschote

4 Eßlöffel Creme fraiche

1/2 Teelöffel Vollmeersalz

1 Messerspitze Pfeffer

An Laborgeräten stellt Ihr Euch bereit:

zwei Eßlöffel, eine Waage, ein Teelöffel, ein Messer, eine Rührschüssel, ein Holzbrett, ein Küchenmesser.

Und so wird der Paprikaschnee getüftelt:

Nehmt die Rührschüssel und füllt den Hüttenkäse hinein. Dann rührt Ihr nach und nach mit dem Eßlöffel die Creme fraiche, das Vollmeersalz und den Pfeffer dazu, so lange, bis Ihr eine ziemlich glatte Masse in der Schüssel habt. Auf dem Holzbrettchen schneidet Ihr mit dem Küchenmesser die Paprikaschote in der Mitte auf. In der Schote sind ganz viele kleine helle Kerne drin. Die müßt Ihr mit dem Messer vorsichtig herausschneiden und auch den Stiel entfernen. Die Paprikahälften haltet Ihr, damit Sie innen und außen sauber werden, unter kaltes Leitungswasser. Dann trocknet Ihr sie mit dem Geschirrtuch ab und schneidet auf dem Holzbrettchen mit dem Küchenmesser die Paprikahälften in viele kleine längliche Paprikastreifen. Die Streifen wiederum schneidet Ihr in kleine Paprikastücke. Diese Stücke gebt Ihr unter die Käsecreme und vermengt alles gut miteinander.

Fertig ist der Paprikakäse!

TIPECKE:

Hält sich ungefähr 3 Tage im Kühlschrank.

Paßt gut zu: Brot, Brötchen, Kartoffelpuffer

ROT-GRÜNES KÄSEWUNDER

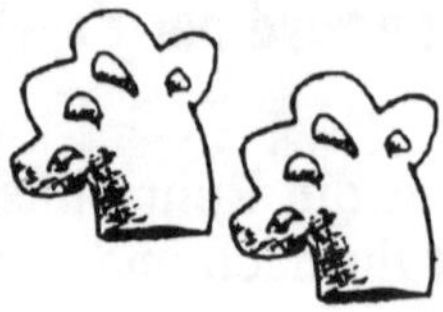

An Tüftelzutaten benötigt Ihr:

150 Gramm Frischkäse

2 Eßlöffel Kresse (die Kresse bekommt Ihr im Laden, meistens in einer kleinen Pfanzschale, oder aber auch im frisch aus dem Garten bzw. von Eurer Fensterbank)

1 mittelgroße rote Paprikaschote

eine Messerspitze schwarzen Pfeffer

3 Eßlöffel Sahne

An Laborgeräten stellt Ihr Euch bereit:

zwei Eßlöffel, ein Messer, eine Waage, eine Rührschüssel, ein Holzbrett, ein Küchenmesser, ein Geschirrtuch.

Und so wird das Käsewunder getüftelt:

Nehmt die Rührschüssel und gebt den Frischkäse hinein. Mischt danach die Sahne mit dem Eßlöffel unter den Käse, so daß aus dem Frischkäse eine glatte Creme wird. Gebt jetzt noch den Pfeffer dazu. Nun legt Ihr die rote Paprikaschote auf das Holzbrett und schneidet die Schote in der Mitte mit dem Küchenmesser auf. Die vielen Kerne und den Stiel der Paprika schneidet Ihr, bevor es weiter gehen kann, mit dem Messer vorsichtig heraus. Dann haltet Ihr die beiden Paprikahälften unter kaltes Leitungswasser und säubert das Gemüse. Danach trocknet Ihr die Paprikahälften mit dem Geschirrtuch ab und legt sie auf das Holzbrett. Dort schneidet Ihr mit dem Küchenmesser die Schotenhälften in dünne lange Streifen und die Streifen wieder in kleine, fast schon klitzekleine rote Stückchen. Diese Stückchen mixt Ihr unter den Frischkäse. So, das rote Käsewunder habt Ihr ja schon im Käse drin. Fehlt nur noch das Grüne. Das ist natürlich die Kresse. Die legt Ihr auch auf das Holzbrett, schneidet sie so klein wie es geht und rührt die kleingemachte Kresse unter die bunte Käsemasse.

Fertig ist Euer Rot-Grünes Käsewunder.

TIPECKE:

Hält sich ungefähr 4-5 Tage abgedeckt im Kühlschrank — schmeckt gut zu Brot und Brötchen.

NACHGESCHICHTE

Tja, und als der Maiausflug für den Kinderkoch mit seinen Freunden wieder einmal gekommen war, nahm er all diese bunten Brotaufstriche zum Probieren und Schlemmen fertig mit ins Zeltlager. Die Kinder und ihre Eltern schlemmten die neuen, bunten Brote mit Begeisterung. Sie vergaßen darüber sogar ihre sonst so begehrten, ungesunden Brotaufstriche. Und das freute den Kinderkoch natürlich am meisten. Da hatte sich die Tüftelei in seinem Kochlabor doch wieder mal gelohnt

Rickys Kerngesunde Kinderküche VI

PICKNICK - IDEEN

VORGESCHICHTE:

Jedes Jahr im Mai, wenn es schon warm ist, unternimmt der Kinderkoch mit seinen Eltern und Brüdern (zugerne hätte er ja noch eine Schwester) mit dem Fahrrad einen Ausflug aufs Land. Damit Sie ein Picknick machen können, suchen sich die Kochs ein lauschiges Plätzchen auf einer Wiese, in einem Wald oder am Feldesrand. Ricky freut sich immer riesig auf diesen Maiausflug, denn natürlich ist er als Kinderkoch dafür zuständig, den Picknickkorb für die Familie zu füllen. Lange ist es her, daß sie beim ersten Mal als sie zum Picknick hinausfuhren, Sachen wie reine Fleischfrikadellen, Mayonnaisesalat usw. mitgenommen haben. Bald aber hatte der Kinderkoch damit angefangen, leckere und dazu vollwertige Picknickschleckereien in seinem Kochlabor auszutüfteln. Das war er sich und seiner Familie "schuldig", meinte er als "Vollwertbäckerköchekindermeister".

Tja, und was die Kochs jetzt so im Picknickkorb haben, das hat Euch der Kinderkoch wie immer aufgeschrieben:

Eurer Kinderkoch

Ricky Koch

FLOTTE HAMBURGER

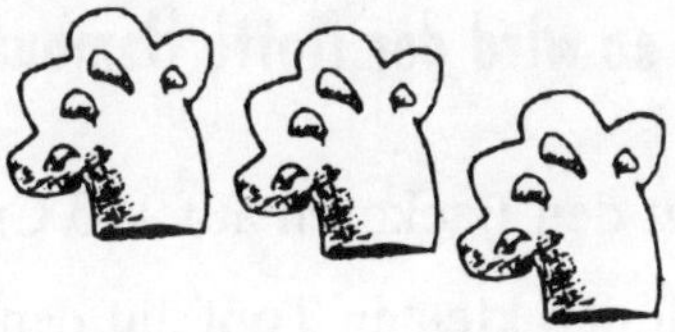

An Tüftelzutaten benötigt Ihr:

Wasser zum Kochen

100 Gramm Reste von einem Vollkornbrot oder Brötchen

1 ganzer "Bund" Schnittlauch, das sind zusammengebundene Schnittlauchhalme

1 Knoblauchzehe

200 Gramm Sojabohnensprossen (selbstgezogen oder gezogene aus dem Bioladen)

100 Gramm Magerquark

250 Gramm Bio-Rinderhackfleisch (das ist Fleisch vom Biometzger oder Bioladen mit Fleischtheke von "glücklichen Rindern")

30 Gramm gemahlene Mandeln

1 Ei

etwas Vollmeersalz und etwas Pfeffer

4 Vollwertbrötchen

2 Tomaten

Kokosfett

An Laborgeräten stellt Ihr Euch bereit:

einen Kleinen Topf, eine Rührschüssel mittelgroß, ein Holzbrett, ein Küchenmesser, eine Knoblauchpresse, ein Gemüsesieb, ein Wiegemesser, ein Besteckmesser,eine Pfanne, einen Pfannenwender, einen Topfhandschuh, eine Eieruhr, eine kleine Tasse.

Und so wird der flotte Hamburger getüftelt:

Heizt den Backofen auf 150 Grad vor.

Stellt den kleinen Topf auf den Herd und bringt das Wasser zum Kochen. Das Brot bröselt Ihr in die mittelgroße Rührschüssel und überbrüht die Brösel mit dem kochenden Wasser, damit sie einweichen können. In der Zwischenzeit nehmt Ihr das Holzbrett und schneidet darauf den gewaschenen Schnittlauch mit dem kleinen Küchenmesser in kleine Röllchen. Danach schält Ihr die Knoblauchzehe - ebenfalls mit dem Küchenmesser auf dem Holzbrett - und füllt die Knoblauchstücke in die Presse. Ihr preßt jetzt die Knoblauchstücke aus. Die Sojasprossen müßt Ihr in dem Gemüsesieb unter fließendem Wasser gut abwaschen. Abgetropft könnt Ihr sie mit dem Wiegemesser auf dem Holzbrett grob hacken.

So, ein Stück wäre schon geschafft. Als nächstes müßt Ihr allerdings das Brot aus dem Wasser holen und mit Euren Händen ausdrücken. Aus der Schüssel kippt Ihr das Wasser weg und das Brot legt Ihr wieder in die dann leere Schüssel hinein. Gebt den Quark, die Sprossen, den Schnittlauch und die gepreßten Knoblauchstücke dazu und verknetet alle Tüftelzutaten mit Euren sauberen Händen zu einem glatten Teig. Dann knetet Ihr die Mandeln darunter, und danach das Fleisch. Ist alles gut verknetet und vermengt, würzt Ihr die ganze Tüftelei mit dem Vollmeersalz und Pfeffer nach Eurem Geschmack ab.

Formt aus dem Teig sechs gleichgroße Buletten (so nennt man die Hamburger übrigens auch). Stellt die Pfanne auf den Herd, gebt das Kokosfett hinein und laßt es heiß werden. Ist das Fett heiß genug, müßt Ihr die Buletten in die Pfanne geben und von jeder Seite 10 Minuten braun backen lassen. Einmal mit dem Pfannenwender wenden .... versteht sich ja fast schon von alleine.

Die letzten drei Minuten der flotten Hamburgerbackzeit schiebt Ihr die Vollkornbrötchen in den vorgeheizten Backofen. Bei 150 Grad werden die Brötchen schön knusprig. Während der gesamten Bratzeit habt Ihr aber noch etwas anderes zu tun! Wascht die

Tomaten, entfernt den grünen Stiel und Strunk und schneidet die Gemüsefrüchte auf dem Holzbrett mit dem Küchenmesser in Scheiben.

Sind die Backofentüfteleien fertig, schneidet Ihr die Vollwertbrötchen in der Hälfte durch und bestreicht die obere Brötchenhälfte mit dem Besteckmesser mit Butter. Auf die untere Hälfte legt Ihr die Tomatenscheiben. So und dann können die Buletten auf die untere Brötchenhälfte gelegt werden und die obere daraufgeklappt.

Tja, und dann ab in den Picknickkorb und "ran an die Buletten"!

Die Hamburger könnt Ihr in einer Vorratsdose gut zum Picknicklager fahren.

TIPECKE:

Die flotten Hamburger schmekken auch als Pausensnack.

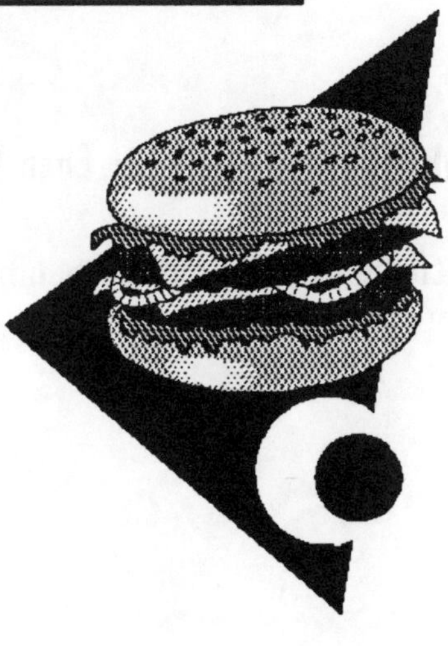

FLIEGENPILZE 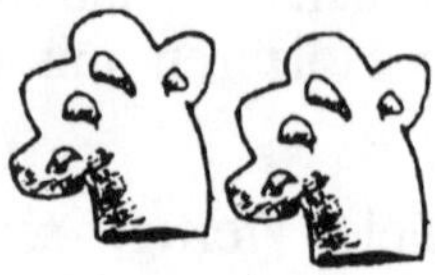

An Tüftelzutaten benötigt Ihr für

sechs Fliegenpilze:

6 hart gekochte Eier

1 kleine Schachtel Kresse (gekaufte oder selbstgezogene)

6 kleine Tomaten

1 Eßlöffel selbstgemachte Mayonnaise oder welche aus dem Bioladen

An Laborgeräten stellt Ihr Euch bereit:

eine Küchenschere, ein Küchenmesser, ein dünnes Salatsieb, ein Holzbrett, zwei Teelöffel.

Und so werden die Fliegenpilze getüftelt:

Zunächst pellt Ihr die harten Eier aus der Schale. Dann schneidet Ihr mit der Schere die Kresse aus der Schachtel und wascht das Kraut im dünnen Salatsieb gut unter kaltem Wasser ab. Dann laßt Ihr die Kresse abtropfen und verteilt sie auf dem Porzellanteller. So sieht die Kresse aus wie eine Wiese für Fliegenpilze.

So, von den Eiern schneidet Ihr als nächstes die stumpfe Seite mit dem Küchenmesser ab, laßt also das spitze Ende am Ei dran. So könnt Ihr die Eier aufrecht auf die Kressewiese stellen. Von der Tomate schneidet Ihr ebenfalls den stumpfen Teil als Scheibe ab, also da, wo der grüne Zweig sonst sitzt. Den könnt Ihr aufessen.

Den Rest der Tomate müßt Ihr nun mit dem Teelöffel aushöhlen, also innendrin aus der Tomate alles herausholen. Die "hohle" Tomate könnt Ihr dann mit der Öffnung nach unten auf das Ei setzen. So, den Pilz haben wir, nur die Fliegenpunkte fehlen. Dazu tupft Ihr mit dem Teelöffel die Mayonaise auf das Pilzdach. Fertig sind Eure Fliegenpilze.

TIPECKE:

In einer sehr großen Butterbrotdose könnt Ihr die Fliegenpilze zum Picknick transportieren. Ihr müßt die Kresse darin als Wiese verteilen. Die Mayonnaisenpunkte bringt Ihr jedoch am besten erst beim Picknick ansonst werden sie während des Transportes schon verschmiert.

NUDELSALAT

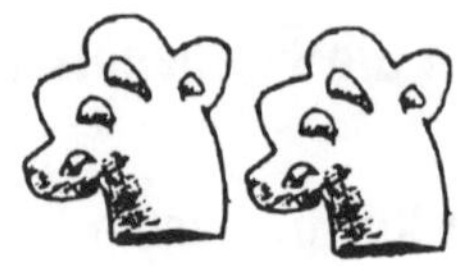

An Tüftelzutaten benötigt Ihr:

250 Gramm Vollkornnudeln aus dem Bioladen

6 Eßlöffel kaltgepreßtes Sonnenblumenöl

2 Eßlöffel Essig

1 Eßlöffel Wasser

2 Teelöffel Senf

1 Teelöffel Honig

Pfeffer, Kräutersalz, Paprika

1 Bund Radieschen

1 Zwiebel

3 Tomaten

1 Apfel

1 Bund Schnittlauch

2 Eßlöffel Sonnenblumenkerne

1 Prise Salz

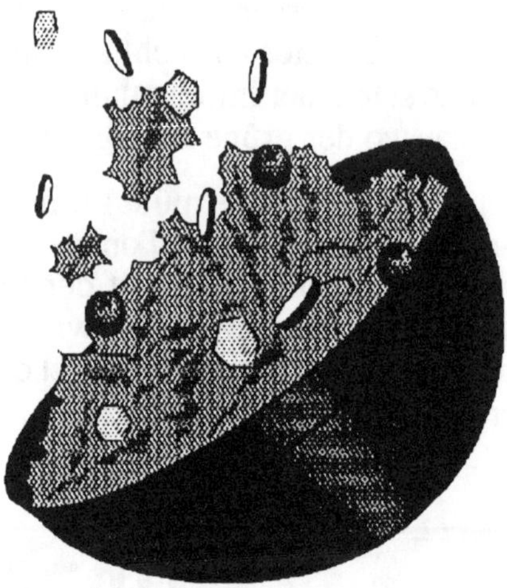

An Laborgeräten stellt Ihr Euch bereit:

einen großen Topf, ein Abtropfsieb, ein Holzbrett, ein Küchenmesser, ein Salatbesteck, einen Schneebesen.

Und so wird der Nudelsalat getüftelt:

Kocht zunächst die Vollkorn-Nudeln in dem großen Topf mit Wasser auf dem Herd gar, gebt aber unbedingt eine Prise Salz mit ins Kochwasser. Sind die Nudeln weichgekocht, schüttet Ihr sie in das Abtropfsieb und haltet sie unter kaltes Wasser, damit sie schneller abkühlen. (Man sagt auch Abschrecken dazu). Dann laßt Ihr die Nudeln im Sieb abtropfen. So, als nächstes rührt Ihr mit dem Schneebesen in der Salatschüssel die Salatsoße an. Gebt das Öl, den Essig, das Wasser und den Senf sowie den Honig hinein und verrührt alles mit dem Holzlöffel gut miteinander. Dann schmeckt Ihr die Soße mit Pfeffer und dem Kräutersalz und auch dem Paprikapulver ab.

In diese Soße gebt Ihr dann die abgeschreckten Nudeln hinein und vermischt alles mit dem Salatbesteck. Danach schneidet Ihr auf dem Holzbrett die Radieschen, die Zwiebeln und die Tomaten sowie den Apfel in kleine Stücke oder Würfel und gebt die Früchte unter die Nudeln. Rührt mit dem Salatbesteck alles noch einmal kräftig durch und laßt diese Tüftelzutaten nun abgedeckt eine Stunde stehen. (Man sagt auch: "Die Zutaten ziehen jetzt durch" dazu. Das bedeutet, daß dann die Tüftelzutaten gegenseitig voneinander etwas Geschmack annehmen).

In der Zwischenzeit könnt Ihr den Schnittlauch mit dem Küchenmesser auf dem Holzbrett in kleine Röhrchen schneiden und Euch die Sonnenblumenkerne genau angucken.

Ist die Durchziehzeit der Nudeltüftelei vorbei, vermischt Ihr den Schnittlauch mit den Salatzutaten und verziert ganz zum Schluß den Nudelsalat mit den Sonnenblumenkernen.

Fertig!

TIPECKE:

Zum Picknick nehmt Ihr den Salat günstigerweise in einer Vorratsdose mit.

EINFACHER BUTTERKUCHEN

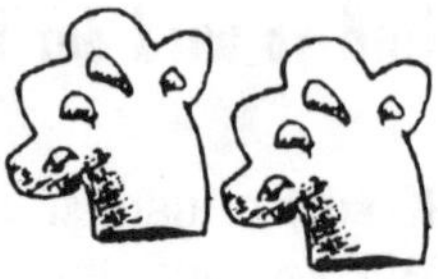

An Tüftelzutaten stellt Ihr Euch bereit:

250 Gramm Vollkornmehl

1/2 Würfel frische Hefe

1 Teelöffel Honig

1 halbe Tasse lauwarme Milch

2 Eigelb

Salz

50 Gramm sehr weiche Butter

Streumehl

Für den Belag:

200 Gramm Butter

200 Gramm Rapadura (brauner Zucker), den gibt es im Bioladen

Backpapier fürs Blech

An Laborgeräten stellt Ihr Euch bereit:

eine Rührschüssel, eine Waage, einen Meßbecher, einen Kochlöffel, eine Teigrolle, einen Backofen, einen Teelöffel.

Und so wird der Butterkuchen gebacktüftelt:

Nehmt zunächst die Schüssel und gebt das Vollkornmehl dort hinein. Dann drückt Ihr mit Euren Händen in die Mitte des Mehles eine Mulde. In diese Mulde bröckelt Ihr die Hefe. Dann gebt Ihr die abgemessene lauwarme Milch dazu, das Eigelb, das Rapadura , die Butter und das Salz und verknetet langsam, mit Euren Händen, alle Zutaten und zwar so, daß Ihr von der Mulde immer mehr Mehl vermengt. Habt Ihr alle Tüftelzutaten zu einem schönen Teig vermengt, knetet Ihr den Hefeteig auf dem Nudelbrett kräftig durch. So ungefähr 5 Minuten knetet und wendet, schlagt und klopft Ihr den Teig darauf.

Danach stellt Ihr den Hefeteig mit einem Geschirrtuch abgedeckt zur Seite und laßt ihn 45 Minuten gehen. Das heißt, der Hefeteig wird in dieser Zeit etwas wachsen und auch auseinandergehen. Auf jeden Fall heißt "Teig gehen lassen", daß er größer werden soll.

In der Zwischenzeit heizt Ihr den Backofen auf 180 Grad vor und legt auf das Backblech etwas Backpapier aus und streut etwas Streumehl darauf. Ist die Teigruhezeit vorbei, knetet Ihr die Hefetüftelei noch einmal gut auf dem Nudelbrett durch und verteilt sie dann gleichmäßig auf dem Backpapier. Damit der Teig gleichmäßig wird, solltet Ihr die Teigrolle zur Hilfe nehmen.

Mit dem Kochlöffelstiel müßt Ihr danach in den Kuchenteig Vertiefungen drücken. In diese kommt der Butterkuchenbelag, nämlich die Butter. Dazu müßt Ihr die weiche Butter in Stücke schneiden und in die Löcher verteilen. Ganz zum Schluß streut Ihr den Rapadura über den Kuchen. Das Backblech schiebt Ihr nun für 25 Minuten in den Backofen und laßt den Kuchen "goldgelb" backen.

TIPECKE:

Der Butterkuchen ist auch ein toller Sonntags-Kaffeekuchen.

ZWIEBELKUCHEN

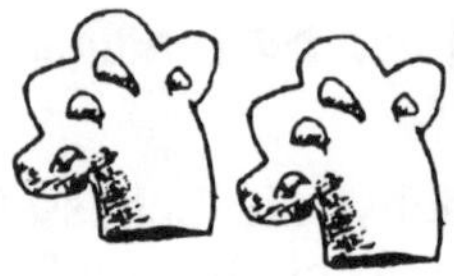

An Tüftelzutaten benötigt Ihr:

250 Gramm Vollkornmehl

Vollmeersalz

20 Gramm Frischhefe, also einen halben Würfel Frischhefe

1 halbe Tasse lauwarme Milch (große Tasse)

50 Gramm Butter

2 Eigelb

Für den Belag:

750 Gramm Zwiebeln

100 Gramm Margarine

3 Eier

1 halbe Tasse süße Sahne

Kümmel

100 bis 150 Gramm geriebener Käse

Butter zum Einfetten der Springform

An Laborgeräten stellt Ihr Euch bereit:

eine Springform, eine Waage, eine Tasse, einen Meßbecher, eine Rührschüssel, einen Eßlöffel, eine Pfanne, einen Zwiebelhacker, ein Küchenmesser, ein Holzbrett, einen Herd.

Und so wird der Zwiebelkuchen getüftelt:

Gebt das Vollkornmehl in die Rührschüsel und das Salz dazu. Vermischt beides gut miteinander. Dann bröckelt Ihr die Hefe in die Tüftelzutaten und gebt die lauwarme Milch dazu. Als Nächstes kommen die Butterstückchen und das Ei in die Schüssel. Tja, und jetzt kann es losgehen mit der Matscherei.... oder besser gesagt Kneterei! Knetet alle Tüftelzutaten mit Euren Händen gut durcheinander. Genau wie beim Butterkuchen müssen die Zutaten so gut miteinander vermengt sein, daß Ihr den Teig aus dem Topf auf dem Nudelbrett noch besser durchkneten könnt.

Ist Euch das gelungen, laßt Ihr den Teig mit dem Geschirrtuch zugedeckt ungefähr eine halbe Stunde gehen.

In der Zwischenzeit warten Tränen auf Euch. Die Zwiebeln müßt Ihr nämlich mit dem kleinen Küchenmesser auf dem Holzbrett schälen. Ganz nützlich, damit Ihr nicht allzusehr weinen müßt, ist es, die Zwiebeln vor dem Schälen kalt abzuwaschen und unter Wasser zu schneiden.

So oder so: Auf jedem Fall müssen die geschälten Zwiebeln noch kleingeschnitten und gehackt werden. Hoffentlich habt Ihr einen Zwiebelhacker, sonst müßt Ihr ganz schön tapfer sein!

Die kleingehackten Zwiebeln werden dann glasig gedünstet. Das geht so: Stellt die Pfanne auf den Herd, gebt die Butter hinein und erhitzt die Pfanne so, daß die Butter schmilzt. Die Zwiebeln gebt Ihr in die Pfanne und wendet Sie unter der Hitze mit dem Eßlöffel hin und her, bis Ihr meint, daß man fast durch die Zwiebeln gucken kann. Sind die Zwiebeln "glasig", gebt Ihr sie in die andere Schüssel und laßt sie auskühlen. Dann rührt Ihr die Eier, die Sahne und den Käse und das Vollmeersalz sowie den Kümmel (nach Eurem Geschmack) zu den Zwiebeln dazu, damit es eine richtige "Pampe" wird.

Jetzt heizt Ihr den Backofen auf 180 Grad vor.

Ist die Teigruhezeit vorbei, knetet Ihr den Hefeteig noch einmal kräftig durch und verteilt ihn dann in der Springform mit 26

Zentimetern Durchmesser. Den Teigrand müßt Ihr allerdings ein wenig hochziehen, damit nach dem Backen die Füllung vom Teig gehalten wird. Habt Ihr das Teigverteilen geschafft, braucht Ihr nur noch die Zwiebelmasse auf dem Teig zu verteilen und etwas Kümmel zur Zierde darüberstreuen. Die Springform kommt jetzt in den vorgeheizten Backofen und muß nun 35 bis 40 Minuten bei 180 bis 200 Grad backen.

Stellt Euch hierzu die Eieruhr.

TIPECKE:

Der Zwiebelkuchen schmeckt warm und kalt gut. Wenn Ihr den kalten Kuchen nochmals warm machen wollt, solltet Ihr vorher neuen Käse drüberstreuen ... dann trocknet er nicht so sehr aus.

NUSSBROT

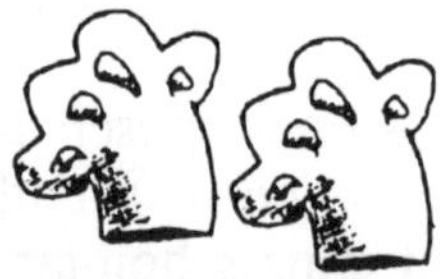

An Tüftelzutaten stellt Ihr Euch bereit:

250 Gramm Vollkornmehl

1 und noch einen halben Becher Joghurt

125 Gramm gemahlene Haselnüsse

125 Gramm Akazienhonig

100 Gramm Walnüsse

2 Eier

1 Paket Weinstein-Backpulver aus dem Bioladen

Butter zum Ausfetten

An Laborgeräten stellt Ihr Euch bereit:

einen Mixer, zwei Rührschüsseln, eine Eieruhr, einen Holzlöffel, eine Kastenform, einen Backofen.

Und so wird das Nußbrot gebacktüftelt:

Heizt den Backofen auf 175 Grad vor.

Gebt zunächst die Eier und den Honig in die Rührschüssel und schlagt diese Tüftelzutaten mit dem Mixer schaumig. Dann gebt Ihr die Nüsse und den Joghurt dazu und mixt wieder alles zusammen. In der zweiten Rührschüssel vermengt Ihr zunächst das Vollkornmehl und das Backpulver mit dem Eßlöffel miteinander. Diese Mischung gebt Ihr zu den "schaumigen" Zutaten und verrührt nun auch diese Tüftelzutaten mit dem Mixer. Jetzt braucht Ihr nur noch die Walnüsse mit dem Teig zu verrühren, dies aber mit dem Holzlöffel, und dann ist der Nußbrotteig auch schon fertig.

Die Kastenform fettet Ihr mit der Butter, am besten mit Euren sauberen Händen, gründlich aus. In diese fettige Backform füllt Ihr dann den Nußbrotteig. Verteilt ihn gleichmäßig! So, und jetzt braucht Ihr nur noch die Brotteigform in den Backofen zu stellen und ca. 50 Minuten backen lassen. Stellt Euch hierzu die Eieruhr!

Fertig ist Euer Picknickbrot!

TIPECKE:

Das Brot schmeckt mit Butter besonders lecker.

STUDENTENFUTTER

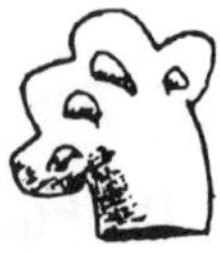

An Tüftelzutaten benötigt Ihr:

2 Eßlöffel ungesalzene, naturbelassene Erdnußkerne

2 Eßlöffel Cashewkerne

2 Eßlöffel Walnüsse

2 Eßlöffel Haselnüsse

2 Eßlöffel Pignolienkerne

2 Eßlöffel Puffreis

2 Eßlöffel Sultaninen

1 Eßlöffel Rosinen

1 Eßlöffel geschälte Mandeln

1 Eßlöffel ungeschälte Mandeln

1 Eßlöffel Kokosnußchips

1 Eßlöffel Sonnenblumenkerne

An Laborgeräten stellt Ihr Euch bereit:

eine Schüssel, einen Eßlöffel, Schraubglas

Und so wird das Studentenfutter getüftelt:

Mixt alle Zutaten in der Schüssel mit dem Eßlöffel gut durcheinander. Dann gebt Ihr das Studentenfutter in ein Schraubglas.

Darin könnt Ihr es auch zum Picknick transportieren.

TIPECKE:

Das Studentenfutter ist eine tolle, gesunde Nascherei für jede Gelegenheit, z. B. auch in der Pause.

ZEBRABROT

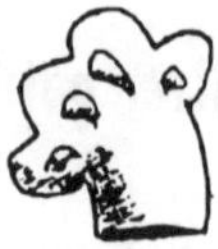

An Tüftelzutaten benötigt Ihr:

1 Eßlöffel Schnittlauchröllchen

1 Teelöffel Zitronensaft

1 Prise Salz

Pfeffer nach Eurem Geschmack

1 Eßlöffel Creme fraiche

1 quadratische Scheibe Vollkornbrot

An Laborgeräten stellt Ihr Euch bereit:

einen Eßlöffel, einen Teelöffel, eine Rührschüssel, ein Besteckmesser.

Und so wird das Zebrabrot getüftelt:

In der kleinen Rührschüssel verrührt Ihr mit dem Eßlöffel zunächst die Schnittlauchröllchen mit dem Zitronensaft, dem Salz und dem Pfeffer sowie der Creme fraiche. Das Vollkornbrot müßt Ihr danach mit dem Besteckmesser über Kreuz teilen, so daß Ihr vier kleine Quadrate erhaltet. Drei davon bestreicht Ihr mit Hilfe des Besteckmessers mit der Creme und stellt die Scheiben zu einem Turm aufeinander. Das unbestrichene Quadrat legt Ihr ganz oben drauf. Den Turm drückt Ihr einmal fest zusammen und stellt die fertigen Zebrabrote für ca. 1 Stunde in den Kühlschrank. Dadurch wird der Turm fester,so daß Ihr sie in einer Brotdose mit zum Picknick nehmen könnt.

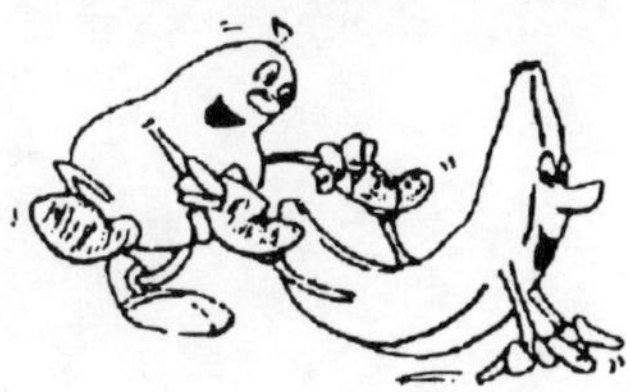

SEESTERNBRÖTCHEN

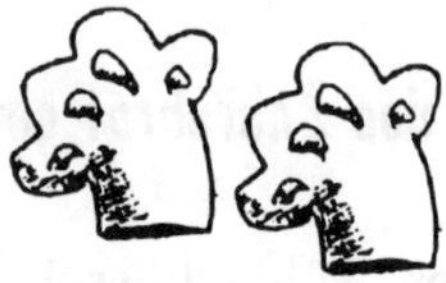

An Tüftelzutaten benötigt Ihr:

275 Gramm Weizenvollkornmehl

20 Gramm Frischhefe, also ein halben Hefewürfel

1 halbe Tasse lauwarmes Wasser

1 Teelöffel Butter

2 Eßlöffel lauwarme Buttermilch

etwas Sesam

An Laborgeräten stellt Ihr Euch bereit:

einen Teelöffel, einen Eßlöffel, eine Waage, eine Tasse, eine Schüssel, ein Nudelbrett, eine Eieruhr, einen Backofen, einen Pinsel.

Und so werden die Seesterne gebacktüftelt:

Gebt das Vollkornmehl in die Schüssel und bröckelt die Hefe hinein. Dann gebt Ihr das Wasser, das Salz, die Butter und die Buttermilch zu dem Vollkornmehl und der Hefe dazu. All diese Tüftelzutaten verknetet Ihr kräftig miteinander, erst in der Teigschüssel und danach auf dem Nudelbrett. Nach der Kneterei gebt Ihr den Teig zurück in die Schüssel und laßt ihn mit dem Geschirrtuch abgedeckt 45 Minuten gehen. Stellt Euch dazu die Eieruhr!

Nach der Teigruhezeit heizt Ihr den Backofen auf 220 Grad vor. Das Backblech fettet Ihr mit der Butter, am besten mit Euren Händen, gleichmäßig ein. Nun könnt Ihr an die Formarbeit gehen! Knetet den Teig noch einmal auf dem Nudelbrett gut durch und teilt ihn in 24 gleich große Stücke. Jedes Teigstück müßt Ihr zu einer Wurst formen, die ungefähr 10 cm lang ist. Für jeden Seestern braucht Ihr dann drei Würste, die Ihr zu einem Stern auf das Blech zusammenlegen müßt.

Die Seesterne bestreicht Ihr mit dem Pinsel mit Wasser und bestreut die Brötchen mit Sesam.

So, wie die Brötchen sind, laßt Ihr sie noch einmal 15 Minuten unter dem Geschirrtuch abgedeckt stehen. Dann können sie noch etwas gehen!

Tja, und nach der Viertelstunde in die Röhre mit den Sternen, und zwar für 20 Minuten bei 220 Grad.

Fertig sind Eure Seestern-Picknickbrötchen.

TIPECKE:

Die Seesterne machen sich gut auf jeder Kinderparty.

TEELIMONADE

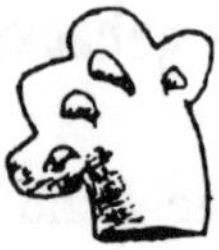

An Tüftelzutaten benötigt Ihr:

1/2 Liter Wasser

2 Teebeutel Malventee

2 Eßlöffel Zitronensaft

1 EL Honig

4 Eiswürfel

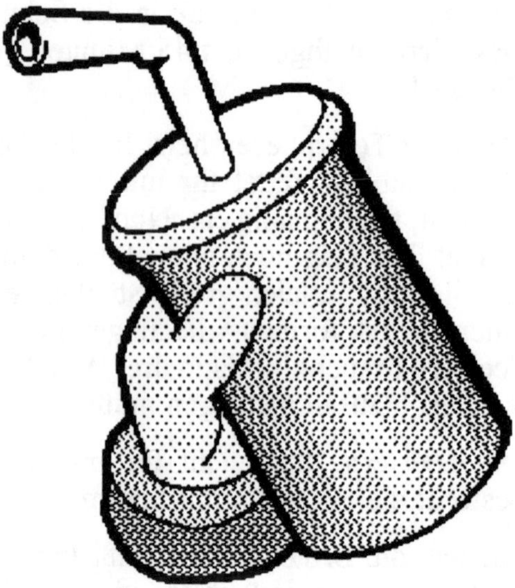

An Laborgeräten stellt Ihr Euch bereit:

einen Wasserkessel, einen Topf, einen Herd, eine Teekanne, einen Rührlöffel, 3 Eßlöffel.

Und so wird die Teelimonade getüftelt:

Gebt das Wasser in den Topf und bringt es auf dem Herd bei höchster Stufe zum Kochen. In der Zwischenzeit gebt Ihr die Teebeutel in die Teekanne. Wenn das Wasser kocht gießt es in die Teekanne zu den Teebeuteln hinein. Deckt die Teekanne mit dem Deckel ab und laßt den Tee nun 15 Minuten ziehen. Das heißt, der Teebeutelkräutergeschmack wird vom Wasser aufgenommen und vermischt sich. Damit der Geschmack sich auch richtig verteilt, müßt Ihr nach der Ziehzeit die Teebeutel herausnehmen und dann die Flüssigkeit mit dem Rührlöffel verteilen. Ist der Tee etwas abgekühlt, gebt Ihr noch den Honig dazu und rührt diesen gut in den Tee ein. Nun muß der Tee abkühlen. Abgekühlt gebt Ihr noch den Zitronensaft dazu sowie auch die Eiswürfel, und schon ist die Teelimonade fertig.

Die könnt Ihr zum Picknick in einer Glasflasche oder Getränkedose mitnehmen.

Lecker!

TIPECKE:

Kaltgetrunken ist sie sehr erfrischend, besonders, wenn es sehr heiß ist.

MÜSLIRIEGEL

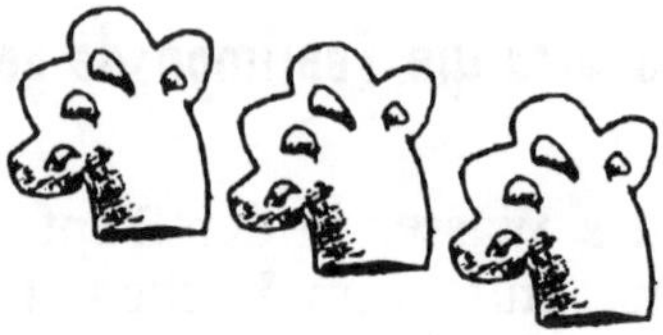

An Tüftelzutaten benötigt Ihr:

1/8 Liter Wasser

500 Gramm Honig

200 Gramm kernige Haferflocken

200 Gramm kernige Weizenflocken

100 Gramm Kokosraspel

50 Gramm Sesamsamen

300 Gramm Dörrobst, feingehackt nach Eurem Geschmack (z.B. Aprikosen, Pflaumen, Rosinen, Äpfel)

1 Messerspitze Vanillepulver

1 Teelöffel Zimt

1 Prise Salz

2 Eigelb und 2 Eiweiß (zwei geteilte, ganze Eier)

An Laborgeräten stellt Ihr Euch bereit:

einen kleinen Topf, eine große Rührschüssel, einen Kochlöffel, ein Messer, einen Holzlöffel, eine hohe Rührschüssel, einen Mixer, einen Teigschaber, ein Küchenmesser, Frischhaltefolie, einen Teller, eine Gabel, ein Backblech, Backpapier, ein großes Messer, eine Teigrolle, einen Teelöffel, ein Besteckmesser.

Und so wird der Müsliriegel getüftelt:

Gebt das Wasser und den Honig in den kleinen Kochtopf und erhitzt die Tüftelzutaten auf dem Herd bei mittlerer Einstellung (Elektroherd ca. 1,5). Erhitzt alles so lange, bis der Honig aufgelöst ist. Füllt in die große Rührschüssel die Haferflocken, Weizenflocken, Kokosraspeln, Sesamsamen, Euer kleingehacktes Dörrobst, Vanillepulver, Zimt und Salz und vermischt die Zutaten mit dem Holzlöffel kräftig und gleichmäßig miteinander. Ist alles gut vermischt, rührt Ihr das Honigwasser und dann nur das Gelbe vom Ei unter diese Masse. Das alles laßt Ihr 15 Minuten quellen. Das heißt, die Tüftelzutaten ziehen das Wasser mit dem Honig auf und vergrößern sich dadurch. Stellt Euch für die Quellzeit die Eieruhr.

In der Zwischenzeit gebt Ihr die Eiweiße in die hohe Rührschüssel und schlagt sie mit dem Handrührgerät halb steif. Den weißen Schaum rührt Ihr mit dem Holzlöffel ebenfalls unter die Müslimischung in der Rührschüssel. Als nächstes belegt Ihr das Backblech mit Backtrennpapier.

Den Backofen heizt Ihr nun auf 160 Grad vor. So, und jetzt verstreicht Ihr die Müsliteigmasse gleichmäßig mit dem Teigschaber auf dem Backblech. Die Frischhaltefolie legt Ihr dann auf die Masse und streicht sie mit der Teigrolle fest. Dann zieht Ihr die Folie wieder ab, so ist Euer Müsliteig schön gleichmäßig glatt und platt gestrichen.

Nun braucht Ihr nur noch das Backblech in den Backofen zu schieben um die Müsliriegel 20 bis 30 Minuten goldbraun backen zu lassen. Aus dem Backofen heraus, habt Ihr einen Riesenmüsliriegel. Den aber schneidet Ihr, wenn der Riesenmüsliriegel noch heiß ist, mit dem Küchenmesser in viele kleine Stücke.

Ausgekühlt könnt Ihr die Riegel dann vernaschen. Lecker!

TIPECKE:

Müsliriegel sind auch beliebt als selbstgemachte Geschenke aus der Kinderküche für Freunde und Freundinnen.

SCHOKOLADENCREME MIT VANILLESOSSE

An Tüftelzutaten benötigt Ihr:

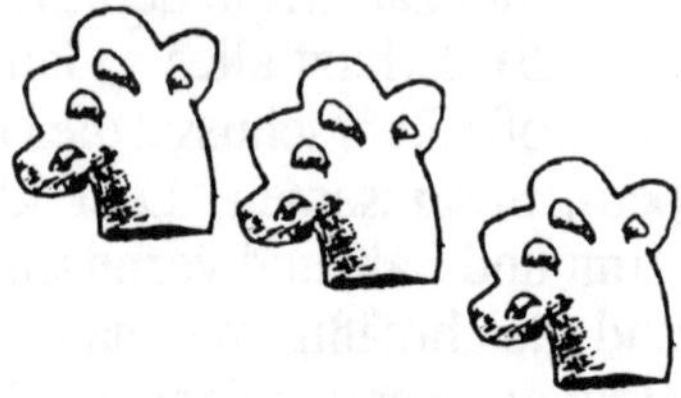

Für die Schokocreme:

1/4 Liter Wasser

1/4 Liter Milch

1 gehäuften Teelöffel Agar-Agar

2 Eßlöffel Honig

2 Teelöffel Kakaopulver

1 gestrichenem Teelöffel Vanillepulver

1 Messerspitze Zimt

1 Eiweiß und ein Eigelb

2 Eßlöffel gemahlene Haselnüsse

ein Paar Pinienkerne

Für die Soße:

1/2 Liter Milch

2 Eßlöffel Weizen

2 Teelöffel Pfeilwurzelmehl

Salz, Vanillepulver

2 Teelöffel Honig

1 Eigelb

1/8 Liter geschlagene Sahne

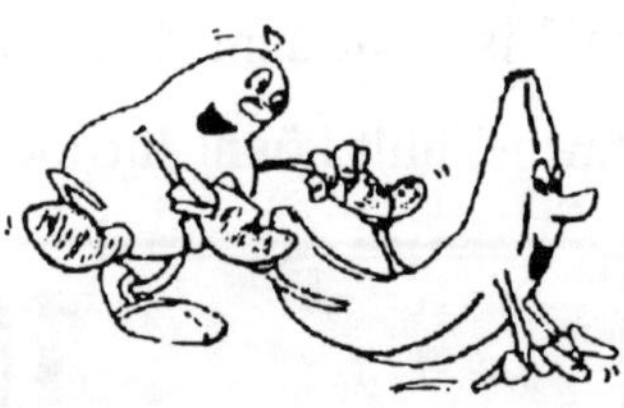

An Laborgeräten stellt Ihr Euch bereit:

Zwei Kochtöpfe, eine hohe Rührschüssel, einen Meßbecher, einen Teelöffel, einen Eßlöffel, ein Messer, ein Mixer, einen Schneebesen, einen Holzlöffel.

Und so wird die Schokocreme getüftelt:

Rührt zunächst das Agar-Agar Pulver mit der kalten Milch und dem kalten Wasser in dem Topf mit dem Schneebesen zusammen. Danach gebt Ihr den Honig, die Vanille, das Zimt und die Nüsse sowie den Kakao langsam dazu und verrührt die Tüftelzutaten.

Wenn Ihr alle Tüftelzutaten mit dem Schneebesen gut verrührt habt, stellt Ihr den Topf auf den Herd. Nun müßt Ihr die Tüftelei unter Gerühre erhitzen. So etwa zehn Minuten muß die Tüftelschokomasse gerührt und heiß gemacht werden, darf aber nicht kochen. Am besten versucht Ihr es mit der Stufe 1,5. Dann nehmt Ihr den Topf vom Herd, laßt die Tüftelmasse auskühlen und rührt mit dem Rührgerät das Eigelb unter die Schokocreme. So, nun braucht Ihr nur noch in der hohen Rührschüssel mit dem Schneebesen das Eiweiß steif schlagen. Den weißen Schaum verteilt Ihr vorsichtig und nach und nach mit dem Holzlöffel in der Creme. Schon fertig!

Die Creme könnt Ihr in kleine Schälchen füllen und oben drauf ein paar Pinienkerne zur Zierde drauflegen.

Und so wird die Vanillesoße getüftelt:

Rührt das Weizenmehl zunächst mit 5 Eßlöffel kalter Milch glatt. Dann gebt Ihr den Kochtopf auf den Herd, die Milch in den Topf mit dem Salz und der Vanille. Diese Tüftelzutaten bringt Ihr zum Kochen. Nun müßt Ihr das angerührte Mehl aus der Tasse unter Rühren mit dem Schneebesen in die warme Milch geben. Diese Tüftelzutaten laßt Ihr dann ungefähr fünf Minuten leicht köcheln.

Zum Süßen rührt Ihr den Honig mit dem Eßlöffel ein. Alles laßt Ihr jetzt auskühlen.

In der Zwischenzeit schlagt Ihr die Sahne in der hohen Rührschüssel steif. Diese gebt Ihr mit dem Eßlöffel, in die ausgekühlte Soße und fügt noch das Eigelb dazu. Verrührt alles vorsichtig miteinander.

Fertig ist jetzt auch Eure Soße. Gut gekühlt schmeckt sie zu der Schokocreme am besten.

TIPECKE:

So ein Pudding mit Soße ist auch ein leckerer Nachtisch ohne Picknick. Die Schokocreme könnt Ihr in kleinen Portionsschüsseln aus Plastik mit Deckel zum Picknick transportieren und die Soße in einem Schraubglas.

MAIS FÜRS LAGERFEUER

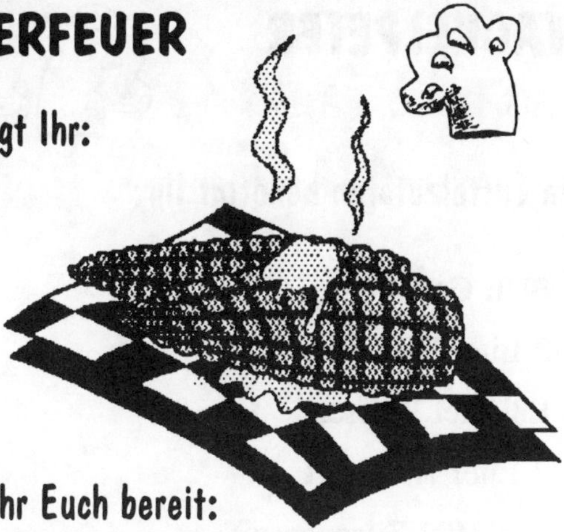

An Tüftelzutaten benötigt Ihr:

Pro Kind:

1 Zuckermaiskolben

1/2 Teelöffel Salz

3 Eßlöffel Butter

An Laborgeräten stellt Ihr Euch bereit:

Lagerfeuer, einen Maissticker, einen Teelöffel, einen Eßlöffel, eine Picknickpfanne mit Pfannendeckel.

Und so wird der Mais am Lagerfeuer getüftelt:

Die Zuckermaiskolben müßt Ihr zunächst vom Grünzeug mit Euren Händen befreien. In die Picknickpfanne gebt Ihr die drei Eßlöffel Butter und erwärmt sie über dem Lagerfeuer. Ist die Butter geschmolzen, rührt Ihr das Salz dazu und legt die Kolben hinein. Die Pfanne müßt Ihr jetzt einmal rütteln, so, daß die Zuckermaiskolben von der Butter umhüllt sind. Dann kommt der Pfannendeckel auf die Pfanne und die Kolben müssen ungefähr fünf Minuten bei mittlerem Lagerfeuer schmoren. Dann öffnet Ihr die Pfanne, laßt also den Pfannendeckel weg, und bratet den Mais bei stärkerem Feuer durch. An jedes Ende gebt Ihr die Maissticker und dann könnt Ihr den Maiskolben genüßlich verzehren! Guten Appetit

TIPECKE:

Maissticker sind Maishalter, die Ihr in jedem Haushaltswarengeschäft einkaufen könnt.

WACKELPETER

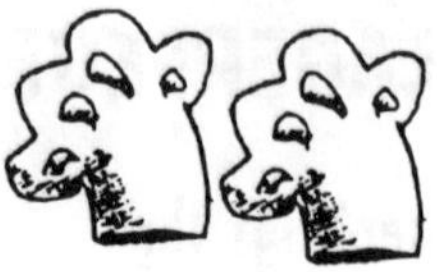

An Tüftelzutaten benötigt Ihr:

8 Blatt Gelantine

1/2 Liter Wasser

3 Eßlöffel Wasser

1/2 Liter Apfelsaft

1 Teelöffel Zitronensaft

An Laborgeräten stellt Ihr Euch bereit:

Eine große Schüssel, einen Eßlöffel, einen kleinen Kochtopf, Schneebesen, noch einen Kochtopf, Puddingförmchen, großen einen Teller, einen Teelöffel.

Und so wird der Wackelpeter getüftelt:

Legt zunächst die Gelantineblätter in die große Schüssel und gießt das kalte Wasser dazu. Die Gelantine muß im Wasser richtig gut schwimmen. So laßt Ihr sie dann fünf Minuten in dem Wasser einweichen. Danach gießt Ihr die drei Eßlöffel Wasser in den kleinen Kochtopf. Die weichgewordenen Gelantineblätter nehmt Ihr aus dem Wasser heraus. Drückt sie mit Euren Händen vorsichtig aus und legt sie in den kleinen Kochtopf. Den Kochtopf mußt Ihr auf die Herdplatte stellen und die Tüftelzutaten auf der Stufe 1 erwärmen. Mit dem Schneebesen solltet Ihr aber die ganze

Zeit dabei stehen bleiben und die Zutaten so lange verrühren, bis die Gelantine ganz aufgelöst ist. Eins darf Euch keinesfalls passieren: Die Gelantine darf nicht kochen .... nehmt zwischendurch lieber den Topf von der heißen Platte.

So, dann gießt Ihr den Apfelsaft und den Zitronensaft in den großen Topf und wärmt diese Tüftelzutaten auf der warmen Herdplatte auf. So ungefähr fünf Minuten auf der Stufe 1, wie eben die Gelantine auch. Ist die Fruchtsafttüftelei warm, nehmt Ihr fünf Eßlöffel davon ab und rührt sie mit dem Schneebesen in die Gelantinelösung. Paßt auf, daß sich keine Klümpchen bilden! Am besten: Ganz schnell rühren.

Danach gießt Ihr die Gelantinemischung in den großen Topf, also alles aus dem kleinen Topf in den großen und verrührt die Tüftelzutaten ganz gleichmäßig und kräftig mit dem Schneebesen. Dann müßt Ihr die Puddingformen mit kaltem Wasser auswaschen.

Gießt Eure Fruchtsaftgelantinetüftelei in die nassen Formen hinein und laßt sie ein wenig abkühlen. Jetzt müssen die Peters nur noch in den Kühlschrank, so ungefähr eine Stunde und dann kann es mit der Wackelpeterei losgehen.

TIPECKE:

Für Euer Picknick könnt Ihr, damit die Wackelei noch lustiger wird, unbenutzte und gespülte Sandkastenformen verwenden. Vor dem Aufessen müßt Ihr die nur noch "stürzen", daß heißt auf einen flachen Teller kippen, damit der Wackelpeter auf den Teller fällt.

KÄSESPIESSE

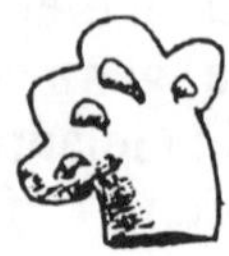

An Tüftelzutaten benötigt Ihr:

Eine dicke Scheibe Bioladen-Goudakäse

Eine dicke Scheibe Bioladen-Emmentaler (Schweizer Käse)

Eine rote Paprikaschote

Minitomaten

An Laborgeräten stellt Ihr Euch bereit:

Schaschlikspieße, ein Holzbrett, ein Messer.

Und so werden die Spieße getüftelt:

Schneidet auf dem Holzbrett mit dem Küchenmesser beide Käsescheiben in Würfel. Wascht danach die Paprikaschote. Schneidet diese in der Mitte auf, entfernt das Kerngehäuse und wascht den Innenraum ebenfalls gründlich sauber. Dann schneidet Ihr die Paprikaschote, ebenfalls mit dem Küchenmesser auf dem Holzbrett in mittlere, aufspießbare Stücke.

So, nun braucht Ihr nur noch die Spieße zu nehmen und abwechselnd Goudawürfel, Emmentalerwürfel und Paprikastücke darauf zu spießen. Fertig!

TIPECKE:

Ein leckerer Pausensnack.

NACHGESCHICHTE

Damit der Kinderkoch zum Maipicknick nichts vergißt, hat er sich eine Merkliste angefertig: Da steht dann drauf:

Was ich für das Picknick brauche:

Gegenstand	eingepackt
Picknickkorb	
Picknickdecke	
Servietten	
Besteck - Löffel, Messer, Gabel	
Trinkbecher aus Blech (oder Porzellan wenn Ihr Euch traut)	
Teller	
kleine Schüsselchen	
Schneideholzbrettchen	
kleines Gemüsemesser	
Tischdecke	
Strohhalme	
Mülltüte oder Säckchen	
Frischhaltefolie	
Handtuch, Geschirrtuch	
Thermokanne für Tee oder Kaffee	
Milch für Tee/Kaffee	
Gewürze	

Diese Liste könnt Ihr auch gut als Gedankenstütze verwenden und "Eingepacktes" abhaken.

Bleibt Euch jetzt nur noch "Viel Spaß" beim picknicken zu wünschen.

Eurer Ricky Kinderkoch

Rickys Kerngesunde
Kinderküche VII

FRISCH AUS DEM GARTEN

VORGESCHICHTE

Der Kinderkoch ist ein Gartennarr. Deshalb hat ihm sein Vater ein eigenes Beet im Garten überlassen. Dort sät, pflanzt, pflegt und erntet der Ricky Koch vom Frühjahr bis in den Herbst eigenes Gemüse, Obst und Früchte und sogar ein paar Kartoffeln. Das selbstangebaute Gartengut vertüftelt er in seinem Kochlabor. Der Kinderkoch ist übrigens der Meinung, daß das selbstgemachte Grünzeug viel besser schmeckt als gekauftes. Klar doch, wer mit so viel Liebe gärtnert!

Im Winter, wenn im Garten nichts wächst, züchtet der Kinderkoch Kräuter auf seiner Fensterbank. "Zum Trost", sagt er. So kann er wenigstens das ganze Jahr seine Rezepte, aus "Frisch aus dem Garten" tüfteln.

Und was er da zusammengetüftelt hat, das ist natürlich wieder für Euch Kinder aufgeschrieben worden.

ÜBRIGENS ein Tip für dieses Tüftelbuch: Solltet Ihr keinen eigenen Garten mit ungespritzem bzw. unbehandeltem Obst und Gemüse haben, dann könnt Ihr die richtigen Sachen auch in einem Bioladen kaufen. Dort verkauft man Euch sicher nur Tüftelzutaten aus "kontrolliert-biologischem" Anbau. Fragt einfach mal nach!

Eurer Kinderkoch

Ricky Koch

MINESTRONE - IST NICHT OHNE

Könnt Ihr besonders gut von Juni bis September tüfteln:

An Tüftelzutaten stellt Ihr Euch bereit:

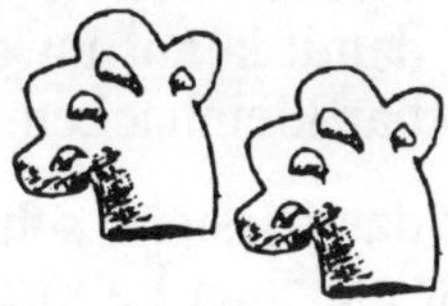

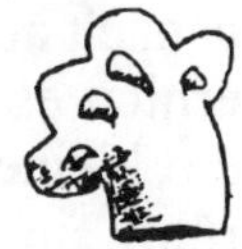

1 Zwiebel

2 Knoblauchzehen

2 Eßlöffel kaltgepreßtes Olivenöl

2 Möhren

100 Gramm Sellerie

200 Gramm Zucchini

300 Gramm frische Erbsen

150 Gramm grüne Bohnen

1,5 Liter Gemüsebrühe

200 Gramm Grünkernschrot

Vollmeersalz

Pfeffer

3 Fleischtomaten

1 Bund Petersilie

50 Gramm geriebener Edamer Käse

An Laborgeräten stellt Ihr Euch bereit:

Holzbrett, Zwiebelhacker, Sparschäler, Plastikschüssel, Holzkochlöffel, Eßlöffel, Waage, Küchenmesser, großen Kochtopf, kleinen Kochtopf

Und so wird die Minestrone gekochtüftelt:

Nehmt zunächst die Zwiebel, entfernt mit dem Küchenmesser die Zwiebelschale und schneidet die Knolle auf dem Holzbrett in kleine Stücke. Schön wäre es jetzt, einen Zwiebelhacker zu haben, damit könnt Ihr die kleingeschnittenen Zwiebeln nämlich wunderbar kleinhacken.

So! Ist das passiert, schneidet und hackt Ihr die Knoblauchzehe mit den gleichen Laborgeräten klein. Den großen Topf stellt Ihr danach auf den Herd, gebt mit dem Eßlöffel Olivenöl hinein und erhitzt es auf der Herdplatte. Ist das Öl heiß geworden, gebt Ihr die kleinen Zwiebel- und Knoblauchstücke ebenfalls hinein und rührt sie mit dem Holzkochlöffel solange im heißen Öl um, bis Ihr fast durch die Gemüsestücke durchgucken könnt (es muß glasig aussehen - sagt man auch dazu).

Danach müßt Ihr die Möhren und den Sellerie schälen! Die Möhren könnt Ihr mit dem Sparschäler bearbeiten, die dicke Sellerieschale müßt Ihr allerdings mit dem Küchenmesser abschneiden! Danach holt Ihr die Zucchinis und wascht sie unter dem Wasserhahn gründlich ab. Das ganze Gemüse schneidet Ihr jetzt mit dem Küchenmesser auf dem Holzbrett in feine Scheiben, also die Zucchinis mit Schale, die gewaschenen Möhren und den Sellerie. Die großen Selleriescheiben müßt Ihr jedoch nochmals halbieren oder sogar vierteln.

Dann pellt Ihr die Erbsen aus der Hülsenschale heraus. Die Erbsen sammelt Ihr in einer Tasse. Danach putzt Ihr die frischen Gartenbohnen, wascht sie und schneidet auf dem Holzbrett mit dem Küchenmesser die Enden der Gartenbohnen ab.

Nun kann es gleich im Kochtopf mit der Tüftelei losgehen: Gebt die Möhren, den Sellerie und die Zucchinis in den heißen Topf mit den glasigen Tüftelzutaten und bratet das Gemüse unter ständigem Rühren mit dem Holzkochlöffel leicht an. Dann gebt Ihr die Gemüsebrühe dazu und laßt es aufkochen. Wenn es gekocht hat, ungefähr 10 Minuten köcheln lassen, so auf Herdkochstufe 1,5.

Nun habt Ihr Gelegenheit zum Ausruhen!

Dann geht es weiter: Gebt in die Suppe die Erbsen und die Bohnen und rührt die Tüftelzutaten mit dem Kochlöffel kräftig um. Dann rührt Ihr den Grünkern dazu und würzt die Tüftelei mit dem Salz und dem Pfeffer, ganz nach Eurem Geschmack.

Ist die Suppe abgeschmeckt, muß sie nochmals köcheln - etwa 20 Minuten. Ihr könnt Euch also wieder ein wenig ausruhen. Allerdings solltet Ihr spätestens nach zehn Minuten damit anfangen, in dem anderen Topf Wasser zum Kochen zu bringen.

Die Tomaten gebt Ihr in die Plastikschüssel und überbrüht sie mit dem kochenden Wasser. Nach dem Überbrühen müßt Ihr die Gemüsefrüchte kalt abschrecken: Also, Tomaten mit der Kelle aus der Schüssel holen und unter kaltes Wasser halten. Das macht Ihr deshalb, damit danach mit die Haut der Tomaten leichter abzuziehen ist.

Nun müssen die Tomaten gehäutet werden. Die gehäuteten Tomaten schneidet Ihr mit dem Küchenmesser auf dem Holzbrett in kleine Würfel und gebt sie in die köchelnde Suppe. Ganz zum Schluß braucht Ihr nur noch die Petersilie zu waschen und mit dem Küchenmesser auf dem Holzbrett kleinzuschneiden und mit dem Holzkochlöffel in die Suppe zu rühren.

Fertig: Damit die Minestrone so richtig italienisch ist, streut Ihr auf jede Portion etwas Parmesankäse darauf.

Guten Appetit

TIPECKE:

Diese Minestrone könnt Ihr gut auf Vorrat kochen und dann in geeigneten Gefrierdosen bis zu einem halben Jahr in der Tiefkühltruhe aufbewahren. So habt Ihr immer ein schnelles Essen vorrätig. Es braucht einfach nur aufgewärmt und vor dem Servieren mit ein paar Kräutern bestreut werden.

KRÄUTERTEE

Könnt Ihr das ganze Jahr tüfteln

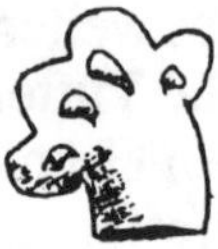

An Tüftelzutaten stellt Ihr Euch bereit:

1 Liter Tafelwasser

100 Gramm getrockneten Fenchel

100 Gramm getrockneten Pfefferminze

2 Teelöffel Anis

1 Teelöffel Kümmel

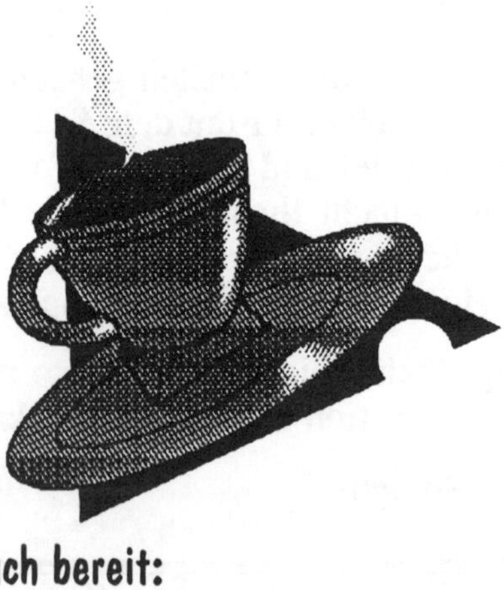

An Laborgeräten stellt Ihr Euch bereit:

Baumwollteesieb, Topf, Teelöffel, Eßlöffel

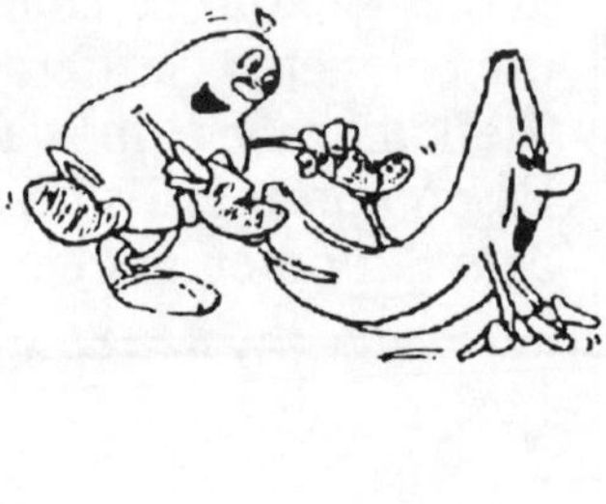

Und so wird der Kräutertee gekochtüftelt:

Gebt das kalte Tafelwasser in den Topf und stellt diesen auf den Herd. Bringt das Wasser zum Kochen. In der Zwischenzeit gebt Ihr den Fenchel, die Pfefferminze, den Anis und den Kümmel in das Baumwollteenetz und schüttelt alles kräftig durcheinander. Mit dem Teelöffel könnt Ihr die Kräutermischung im Netz noch einmal besonders durchrühren.

Dann legt Ihr das Netz auf die Teekanne und schüttet das kochende Wasser in das Netz bzw. die Kanne hinein. Legt danach den Teekannendeckel darauf. So, jetzt muß der Tee durchziehen, daß heißt, der Kräutergeschmack muß nun vom Wasser angenommen werden. Das dauert ungefähr 5-10 Minuten, je nachdem, wie stark Ihr den Tee schmecken möchtet. Dem Kinderkoch zum Beispiel schmeckt der Kräutertee am besten, wenn er 7 Minuten Ziehzeit hatte.

Ist die Ziehzeit vorbei, nehmt Ihr das Teenetz heraus, rührt den Tee mit dem Eßlöffel um und fertig ist Eurer Hexentee.

TIPECKE:

Der Tee schmeckt das ganze Jahr und übrigens auch kalt sehr gut. Wenn Ihr möchtet, könnt Ihr ihn auch mit etwas Akazienhonig süßen.

KRÄUTERQUARK

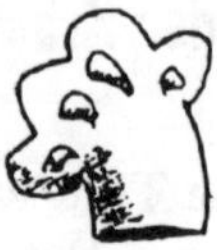

Könnt Ihr gut von Fensterbankkräutern das ganze Jahr lang tüfteln.

An Tüftelzutaten benötigt Ihr:

Je einen Eßlöffel Petersilie, Schnittlauch, Zitronenmelisse, Salbei, oder andere Kräuter, die Ihr gerne mögt

250 Gramm Magerquark

4 Eßlöffel Sahne

Vollmeersalz

Pfeffer

An Laborgeräten stellt Ihr Euch bereit:

Holzbrett, Küchenmesser, Wiegemesser, Schüssel, Holzlöffel, Eßlöffel, Haushaltstuch

Und so wird der Kräuterquark getüftelt:

Zuerst müßt Ihr die frischen Kräuter waschen und mit dem Haushaltstuch abtrocknen. Dann zupft Ihr die welken Blätter der Kräuterstengel ab, falls welche an der Petersilie, dem Salbei oder der Zitronenmelisse sind. So, danach schneidet Ihr die Kräuter mit dem Wiegemesser in kleine Stücke. Danach macht Ihr aus den kleinen Stücken mit dem Wiegemesser klitzekleine Stückchen. Anschließend gebt Ihr den Quark in die Schüssel und rührt die Sahne mit dem Holzlöffel hinein. Dann gebt Ihr Salz und Pfeffer dazu und macht aus dem Quark eine glatte Masse. Zum Schluß braucht Ihr nur noch die kleingehackten Kräuter mit dem Holzlöffel in den Quark zu rühren und schon ist ein leckerer Brotaufstrich fertig.

TIPECKE:

Der Quark eignet sich als Beilage, Dip oder Zwischendurchmahlzeit. Wenn Ihr wollt, könnt Ihr auch eine kleingeschnittene Zwiebel in den Quark einrühren. Besonders lecker zu Pellkartoffeln.

ZUCCHINIPUFFER

Läßt sich von Juni bis August tüfteln

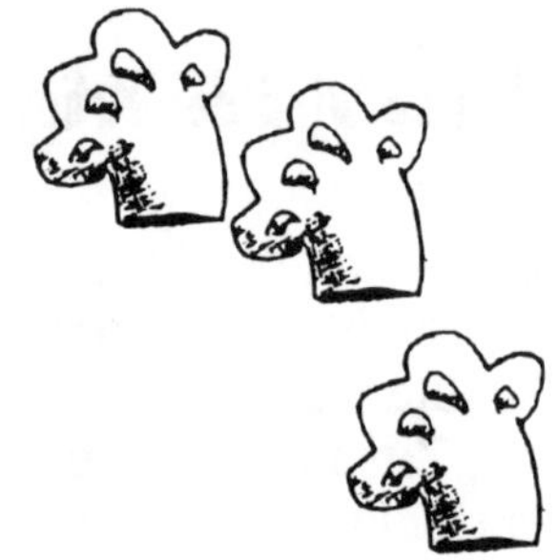

An Tüftelzutaten benötigt Ihr:

500 Gramm kleine Zucchini

500 Gramm Kartoffeln

1 Zwiebel

2 Eier

200 Gramm Magerquark

4 Eßlöffel Weizenvollkornmehl

1 und einen halben Teelöffel Vollmeersalz

Pfeffer

Butter/Kokosfett zum Backen

An Laborgeräten stellt Ihr Euch bereit:

Waage, Teelöffel, Kuchengitter, Trockentuch, Holzbrett, Küchenmesser, Sparschäler, große Rührschüssel, Gemüsereibe, Pfanne, Herd, Soßenkelle, Pfannenwender

Und so werden die Zucchinipuffer gebacktüftelt:

Zuerst müßt Ihr die Zucchinis unter kaltem Wasser abwaschen und mit dem sauberen Trockentuch trockenreiben. Dann schneidet Ihr auf dem Holzbrett mit dem Küchenmesser die Enden der Zucchinis ab. Als nächstes müßt Ihr die Kartoffeln gut abwaschen und dann mit dem Sparschäler schälen. Wenn Ihr alles Gemüse geputzt und bearbeitet habt, nehmt Ihr die große Rührschüssel und die Gemüsereibe und reibt die Gemüsetüftelzutaten darauf klein. Paßt aber gut auf Eure Finger auf ... die sollten möglichst nicht mitgerieben werden!

Habt Ihr das geschafft, rührt Ihr in das Raspelgemüse das Vollmeersalz, den Pfeffer und den Magerquark. Dann verrührt Ihr die Zutaten mit dem Holzkochlöffel. Danach gebt Ihr das Mehl in den Brei und rührt auch noch das Eigelb dazu. Nochmals alles gut miteinander vermengen. Bevor es weitergeht, muß der Pufferteig jetzt 10 Minuten quellen.

In der Zwischenzeit stellt Ihr die Pfanne auf den Herd, gebt das Kokosfett hinein und erhitzt die Pfanne auf höchste Stufe. Mit der Soßenkelle könnt Ihr, wenn die Quellzeit vorbei und das Kokosfett heiß ist, portionsweise den Pufferteig in die Pfanne geben. Vorher aber noch einmal durchrühren.

Backt die Puffer in der Pfanne aus. Ungefähr drei Minuten von der einen Seite - dann Puffer mit dem Pfannenwender wenden - und drei Minuten von der anderen Seite. Sind die Puffer fertiggebacken, legt Ihr Sie zum Abtropfen auf das Kuchengitter. Dann kann "gemampft" werden.

TIPECKE:

Schmeckt mit Kompott oder Kräuterquark besonders lecker.

KRÄUTERBROT

Könnt Ihr das ganze Jahr tüfteln

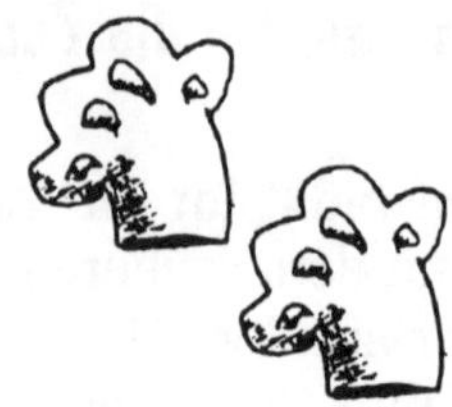

An Tüftelzutaten benötigt Ihr:

1 Eßlöffel Dill, Schnittlauch, Petersilie

1 Zwiebel

1 Knoblauchzehe

2 Eßlöffel Olivenöl

Für den Teig:

700 Gramm Weizen-vollkornmehl

1 Würfel Frischhefe

1/2 Teelöffel Honig

1 Eßlöffel Zitronensaft

1 TL Vollmeersalz

1 Tasse Buttermilch

Butter zum Einfetten

An Laborgeräten stellt Ihr Euch bereit:

Kastenform, Herd, Besteckmesser, Eßlöffel, Teelöffel, Waage, Holzbrett, Küchenmesser, Zwiebelhacker, kleinen Topf, Nudelbrett, Teigrührschüssel, Tasse

Und so wird das Kräuterbrot gebacktüftelt:

Erst einmal macht Ihr die Kräutermischung für das Brot: Dazu spült Ihr die Kräuter unter kaltem Wasser ab und trocknet sie mit dem sauberen Küchentuch. Dann schneidet Ihr die Kräutersammlung auf dem Holzbrett mit dem Küchenmesser klein und wiegt die Tüftelzutaten mit dem Wiegemesser klitzeklein. So, nun dürft Ihr wieder weinen und die Zwiebel auf dem Holzbrett mit dem Küchenmesser schälen und kleinschneiden (es sei denn, Ihr habt einen Zwiebelhacker). Dasselbe macht Ihr mit der Knoblauchzehe. Dann stellt Ihr den kleinen Topf auf den Herd, gebt das Öl hinein und erhitzt es auf der Herdplatte. In das heiße Öl gebt Ihr die Zwiebel- und Knoblauchstücke und dünstet die Tüftelzutaten unter ständigem Rühren mit dem Holzlöffel an. Sind die Zutaten "glasig", rührt Ihr auch noch die feingehackten Kräuter dazu und laßt die Tüftelei zusammen ein wenig mitdünsten. Dann holt Ihr den Topf vom Herd und laßt die Kräutermischung auskühlen.

In der Zwischenzeit macht Ihr Euch an den Teig. Dazu holt Ihr die große Teigschüssel, gebt zunächst das Mehl, dann die Hefe, den Honig, den Zitronensaft, dann das Vollmeersalz und zum Schluß die Buttermilch hinein. Diese ganzen Tüftelzutaten verknetet Ihr mit Euren Händen zu einem glatten, schönen Teig. Ist alles gut in der Schüssel durchgeknetet, holt Ihr die Kräutermischung herbei und knetet sie nach und nach in den Teig hinein. Damit sich alles noch besser mischt, solltet Ihr den Teig auf dem Nudelbrett kräftig durchkneten und hin und her schlagen.

So, dann macht Ihr eine Teigkugel daraus, legt diese in die Schüssel zurück und laßt den Teig mit dem Geschirrtuch abgedeckt ungefähr eine Stunde ruhen, damit er "gehen" kann.

Nach ungefähr 45 Minuten Wartezeit könnt Ihr den Backofen auf 220 Grad vorheizen. Dann holt Ihr die Kastenform und fettet sie mit der Butter aus. Das geht mit sauberen Händen ganz gut. Bevor der gegangene und ausgeruhte Kräuterhefeteig in die Form kommt, müßt Ihr diese nochmals intensiv auf dem Nudelbrett durchkneten. Dann aber ist es soweit. Gebt den Teig in die Kastenform und verteilt Ihn mit Euren Händen gleichmäßig.

Jetzt braucht Ihr nur noch eines zu machen, bevor der Teig zum Backen kommt. Schneidet mit dem Besteckmesser in der Mitte eine Ritze in die Oberfläche des Teiges hinein. Und dann ab in den Ofen, für 15 Minuten bei 250 Grad, dann bei 190 Grad 40 Minuten backen lassen.

Vor dem Kosten und Anschneiden müßt Ihr das Brot allerdings noch etwas auskühlen lassen und aus der Kastenform nehmen.

TIPECKE:

Wenn sich das Brot nicht sofort aus der Form löst, müßt Ihr einfach ein feuchtes Tuch darauf legen. Dann klappt es bestimmt!

TOMATEN-GURKEN-SCHIFFCHEN

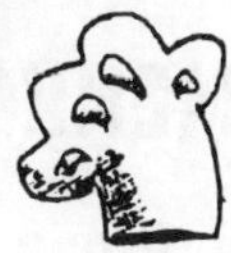

Tüftelbar von Juli bis September

An Tüftelzutaten benötigt Ihr:

2 Tomaten

1 Salatgurke

An Laborgeräten stellt Ihr Euch bereit:

8 Zahnstocher, Holzbrett, Küchenmesser,

Und so werden die Gurkenschiffe getüftelt:

Ein ganz einfaches Rezept: Zunächst wascht Ihr die Tomaten unter kaltem Wasser sauber und trocknet sie mit einem sauberen Geschirrtuch ab. Dann wascht Ihr auch die Salatgurke und trocknet sie ebenfalls ab. Nun müßt Ihr auf dem Holzbrettchen mit dem Küchenmesser die Tomaten vierteln, also einmal in der Hälfte durchschneiden und diese Hälften wieder teilen. Die Salatgurke müßt Ihr in Scheiben schneiden, wobei eine Scheibe ungefähr einen halben Zentimeter dick sein muß. Aus jeder Scheibe schneidet Ihr auf dem Holzbrett mit dem Küchenmesser ein Dreieck aus. Damit sieht das Gurkendreieck wie ein Segel aus. Tja und die Tomatenviertel sind die Boote. Jetzt müßt Ihr nur noch die Segel setzen. Das geht so: Steckt ein Gurkendreieck auf einen Zahnstocher und stecht den Gurkendreieckzahnstocher auf ein Tomatenviertel.

Das wars, schon fertig und guten Appetit!

TIPECKE:

Gute Idee zum Geburtstags-Buffet

BLUMENKOHL MIT BRÖSEL

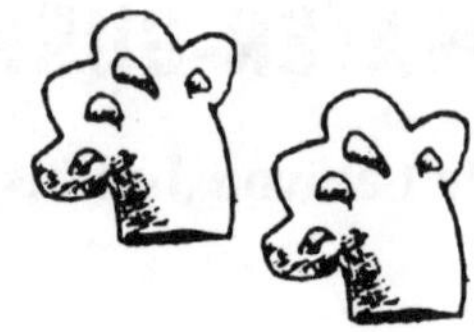

Gut zu tüfteln von Juli bis September

An Tüftelzutaten benötigt Ihr:

1 Blumenkohl

1 Liter Wasser

Vollmeersalz

2 Eßlöffel Butter

2 Eßlöffel Semmelbrösel

An Laborgeräten stellt Ihr Euch bereit:

Eßlöffel, Meßbecher, Küchenmesser, Holzbrett, Gemüsesieb, Schüssel, Kochtopf, Herd, Pfanne, Holzlöffel, Schüssel

Und so wird der Blumenkohl gekochtüftelt:

Entfernt mit dem Küchenmesser die grünen Blätter vom Blumenkohl. Schneidet danach auf dem Holzbrett, ebenfalls mit dem Küchenmesser, die "Röschen" vom Blumenkohl ab. Den Strunk, also das, wo die Blumenkohlröschen dran waren, könnt Ihr in kleine Stücke schneiden.

Dann gebt Ihr alle Blumenkohlteile in ein Gemüsesieb und wascht sie gründlich unter kaltem Wasser ab. Sind am Blumenkohl viele kleine Tierchen, müßt Ihr die Teile sogar in eine Schüssel mit etwas Salzwasser legen. Dadurch reinigt sich der Kohl besser.

So oder so- ist der Blumenkohl sauber, stellt Ihr den Kochtopf auf den Herd, gebt Wasser dazu und bringt es mit der höchsten Einstellung (Stufe 3) zum Kochen. In das Kochwasser gebt Ihr noch etwas Vollmeersalz. Dann können die Blumenkohlröschen hinein. Das Gemüse muß dann 15 Minuten leicht köcheln. Dafür stellt Ihr den Herd auf Stufe 1 zurück, so brodelt das Wasser nur noch ein bißchen!

In der Zwischenzeit macht Ihr die Brösel für das Gemüse. Hierzu stellt Ihr die Pfanne auf den Herd, gebt die Butter hinein und erhitzt die Pfanne so sehr, daß die Butter schmilzt. In die heiße Butter gebt Ihr die Semmelbrösel und verrührt sie mit dem Holzlöffel mit der Tüftelbutter. Nun müssen die Brösel bräunen. Dazu rührt Ihr sie mit dem Kochlöffel ab und zu um, bis sie fertig sind.

In der Zwischenzeit ist bestimmt auch das Gemüse gar. Schüttet das Wasser ab und gebt den Blumenkohl in eine Schüssel. Darüber streut Ihr die fertigen Butterbrösel.

Lecker..

TIPECKE:

Zu dem Blumenkohl schmecken Pellkartoffeln mit Butter sehr gut.

KARTOFFELPUFFER

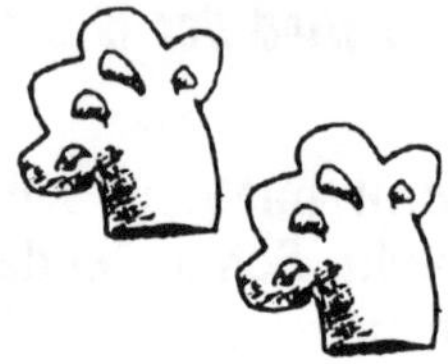

Könnt Ihr das ganze Jahr lang tüfteln

An Tüftelzutaten benötigt Ihr:

500 Gramm Kartoffeln

100 Gramm Weizenvollkornmehl

1/2 Tasse Wasser

2 Eier

2 Zwiebeln

Pfeffer, Vollmeersalz,

Kokosfett zum Ausbacken

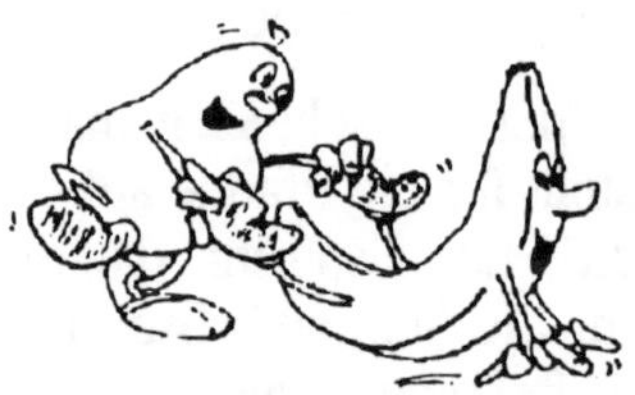

An Laborgeräten stellt Ihr Euch bereit

Soßenkelle, Bratpfanne, Waage, Tasse, Sparschäler, Kartoffelreibe, Holzlöffel, Zwiebelhacker, Schüssel, Suppenteller, Gabel, Holzbrett, Küchenmesser

Und so werden die Puffer gebrattüftelt:

Die rohen Kartoffeln müßt Ihr mit dem Sparschäler gut abschälen. Dann holt Ihr Euch die Kartoffelreibe und reibt alle Kartoffeln in die Schüssel hinein. Fein!

Sind die Knollen kleingerieben, rührt Ihr mit dem Holzlöffel die Sahne und die Milch dazu und zum Schluß das Vollkornmehl. Rührt alle Tüftelzutaten so lange zusammen, bis ein glatter Teig entstanden ist. Als nächstes müßt Ihr die Eier aufschlagen, auf einen Suppenteller geben und mit der Gabel kräftig verquirlen. Verquirlen ist ,alle Eier mit Eiweiß und Eigelb zusammen zu schlagen.

Ist alles gut vermengt, rührt Ihr mit dem Holzlöffel die Eiertüftelei in den Kartoffelteig ein. Nun werden noch die Gewürze mit dem Holzlöffel dazugerührt, also Pfeffer und Salz. Zum Schluß müßt Ihr wohl noch einmal weinen. Die Zwiebel muß nämlich auch geschnitten werden. Schneidet sie auf dem Holzbrett mit dem Küchenmesser in kleine Stücke. Wenn Ihr Glück habt, habt Ihr einen Zwiebelschneider zuhause und könnt damit die Zwiebel schnell in klitzekleine Stücke drücken, ohne dabei eine Träne zu lassen. Diese klitzekleinen Stücke rührt Ihr ebenfalls unter den Kartoffelteig. So, damit ist der Teig fertig. Jetzt müssen die Kartoffelpuffer nur noch gebacken werden. Und das geht so:

Nehmt die große Bratpfanne und stellt Sie auf den Herd. Gebt das Kokosfett dazu und erhitzt die Pfanne so sehr, daß das Kokosfett heiß wird. Mit dem Eßlöffel könnt Ihr aus der Teigschüssel jeweils soviel Teig herausholen, wie ein Püfferchen groß sein soll. Diese Püfferchen müßt Ihr dann jeweils 3 Minuten von jeder Seite goldbraun backen lassen. Ihr müßt also die einmal Püfferchen wenden. Dazu benutzt Ihr den Pfannenwender. Ist Euch alles geglückt und der ganze Teig "verpufft", habt Ihr bestimmt einen "Guten Appetit"!

TIPECKE:

Dazu paßt Apfelmus zum Tunken.

BUNTE SALATSCHÜSSEL

Den ganzen Sommer lang toll zu tüfteln

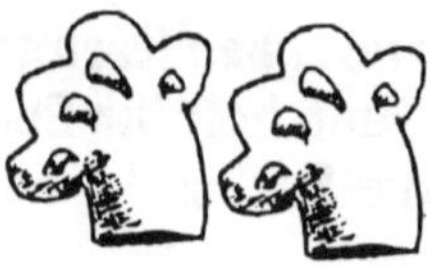

An Tüftelzutaten benötigt Ihr:

1 Kopfsalat
2 Tomaten
1/2 Salatgurke
1 Paprikaschote
1 kleine Zwiebel

für die Soße:

3 Eßlöffel Olivenöl
2 Eßlöffel Essig
1 Prise Pfeffer
1 Prise Vollmeersalz
1 Becher saure Sahne
Kräuter, die Ihr besonders mögt
1/2 TL Honig nach Geschmack

An Laborgeräten stellt Ihr Euch bereit:

Eßlöffel, Salatschüssel, Schneebesen, Küchenmesser, Holzbrett, Salatbesteck, Salatschleuder

Und so wird die Salatsoße getüftelt:

Zuerst macht Ihr die Salatsoße, damit sie gut durchziehen kann. Nehmt dazu die große Schüssel und rührt mit dem Schneebesen zunächst das Öl, den Essig und die saure Sahne zusammen. Dann rührt Ihr die Gewürze Pfeffer und Vollmeersalz dazu und mixt auch Eure Lieblingskräuter in die Tüftelsoße hinein.

Fertig.

Nun kümmert Ihr Euch um das Salatgut. Dazu pfückt Ihr mit Euren Händen den Kopfsalat auseinander und sortiert dabei die welken oder allzu schmutzigen Blätter aus. Im Spülbecken könnt Ihr jetzt kaltes Wasser einlaufen lassen und die Salatblätter dort hinein legen, damit Sie sauber werden. Dazu legt Ihr auch die Tomaten, die Gurke und die Paprikaschote. Laßt alles einen Augenblick im Wasser liegen.

In der Zwischenzeit schneidet Ihr die Zwiebel. Schält dazu mit dem Küchenmesser auf dem Holzbrett die Schale ab und schneidet aus der ganzen Zwiebel dünne Scheiben. Aus diesen Scheiben könnt Ihr Zwiebelringe holen. Danach nehmt Ihr das Gemüse und den Salat aus dem Wasser heraus. Die Paprikaschote und die Tomate sowie die Gurke trocknet Ihr mit dem sauberen Geschirrtuch ab. Die Salatblätter allerdings müßt Ihr, damit sie trocken werden, in die Salatschleuder geben und kräftig schleudern.

Sind alle Salattüfteleien trocken, kommen diese nach und nach in die Salatsoße hinein. Dazu zupft Ihr zunächst die Salatblätter mit Euren Händen klein und gebt die gezupften Blätter in die Schüssel. Die Gurke, die Paprikaschote und die Tomaten allerdings müßt Ihr auf dem Holzbrett mit dem Küchenmesser in Stücke schneiden. Die Gurken in Scheiben, die Tomaten in Viertel, ja und die Paprikaschoten in kleine längliche Streifen. Bei der Schote müßt Ihr jedoch etwas vorsichtig sein. Ihr solltet sie vor dem kleinschneiden in der Mitte aufschneiden und das Kerngehäuse entfernen. Den Innenteil müßt Ihr meistens sogar noch einmal nachwaschen, damit alle Kerne entfernt sind.

Tja, und habt Ihr alle Salatzutaten in der Schüssel, braucht Ihr mit dem Salatbesteck nur noch umzurühren. Fertig ist die bunte Salatschüssel und lecker dazu.

TIPECKE:

Am besten schmeckt der Salat, wenn er vor dem Verzehr ungefähr eine halbe Stunde "durchziehen" kann.

ROHES FRÜCHTE-KOMPOTT

Gut im Herbst und Winter zu tüfteln

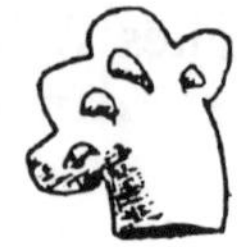

An Tüftelzutaten benötigt Ihr:

600 Gramm Birnen oder Äpfel

Saft von einer unbehandelten Zitrone

2 Teelöffel Honig

1 Messerspitze Delifrut

An Laborgeräten stellt Ihr Euch bereit:

Eßlöffel, Schneebesen, 2 Schüsseln, Waage, Küchenmesser, Holzbrett, Teelöffel, Besteckmesser

Und so wird das Kompott gekochtüftelt:

Das reife Obst müßt Ihr zunächst waschen, abtrocknen und mit dem Küchenmesser auf dem Holzbrett entkernen und dann in kleine Würfel schneiden. Die Obststücke gebt Ihr in die Schüssel. In der anderen kleinen Schüssel rührt Ihr jetzt mit dem kleinen Schneebesen den Zitronensaft, den Honig und das Delifruit zusammen und gießt die Soße über das Obst. Mit dem Eßlöffel vermengt Ihr die Tüftelzutaten vorsichtig miteinander. Das Kompott laßt Ihr dann nochmals eine halbe Stunde stehen, damit es saftig werden kann.

Fertig!

TIPECKE:

Kompott schmeckt nicht nur zum Nachtisch, sondern auch zum Müsli, zum Auflauf oder zu den Kartoffelpuffern.

FENCHELSALAT

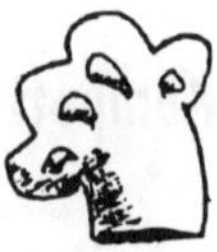

Gut von September bis November zu tüfteln

An Tüftelzutaten benötigt Ihr:

1/2 Becher Sauerrahm

1 Messerspitze Salz

1 Teelöffel Kräutersenf

250 Gramm Fenchelknollen

An Laborgeräten stellt Ihr Euch bereit:

Salatbesteck, Wiegemesser, Teelöfel, Waage, Besteckmesser, Salatschüssel, Küchenmesser, Holzbrett

Und so wird der Salat getüftelt:

Erst macht Ihr die Soße: Nehmt die Salatschüssel und verrührt mit dem Schneebesen den Sauerrahm, das Salz und den Kräutersenf. Dann wascht Ihr die Fenchelknollen unter kaltem Wasser ab, trocknet sie mit dem Haushaltstuch und trennt mit dem Küchenmesser das Fenchelgrün ab. Dieses Fenchelgrün wiegt Ihr mit dem Wiegemesser auf dem Holzbrett klein und verrührt es dann in die Soße.

Als nächstes schneidet Ihr mit dem Küchenmesser von den Fenchelknollen die Stäbe von der Knolle ab. Diese Stückestangen schneidet Ihr in kleine Scheiben. Danach schneidet Ihr auch die Knolle klein, am besten in Würfel. Ist die Fencheltüftelei zu Ende, gebt Ihr die Teile in die Salatschüssel. So, bleibt nur noch der Apfel. Dem schält Ihr mit dem Sparschäler die Schale ab, halbiert und viertelt ihn und entfernt mit dem Küchenmesser das Kerngehäuse. Dann macht Ihr Euch daran, den Apfel in kleine Stücke und Würfel zu schneiden, die Ihr anschließend in die Salatschüssel gebt.

Zum Schluß vermischt Ihr mit dem Salatbesteck alle Tüftelzutaten durcheinander.

Fertig!

TIPECKE:

Wenn Ihr es mögt, könnt Ihr unter den Salat auch noch kleine Apfel- und Orangenstücke schneiden.

NUDELN MIT KRÄUTERSAUCE

Könnt Ihr das ganze Jahr mit Fensterbankkräutern ziehen.

An Tüftelzutaten benötigt Ihr:

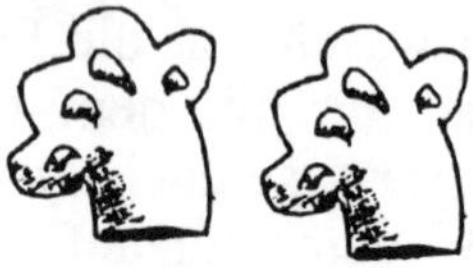

500 Gramm Vollwertnudeln aus dem Bioladen

2 Eßlöffel Vollwertmehl

1/2 Liter Wasser

1/2 Tasse Kräuter Eurer Wahl

2 Messerspitzen Kräutersalz

1/2 Teelöffel Frugola

1 Doppelrahm Frischkäse

Prise Vollmeersalz

An Laborgeräten stellt Ihr Euch bereit:

Holzbrett, Küchenmesser, Waage, Eßlöffel, Tasse, Besteckmesser, Teelöffel, Topf, Herd, kleinen Topf, Schneebesen, Dekkel, Sieb

Und so wird die Kräutersauce gekochtüftelt:

Zuerst müßt Ihr Euch um die Nudeln kümmern: Also zuerst den großen Kochtopf mit Wasser füllen und auf den Herd stellen. Das Wasser müßt Ihr jetzt - übrigens mit der Prise Vollmeersalz - zum Kochen bringen. Brodelt das Wasser im Topf, gebt Ihr die Vollwertnudeln dazu und stellt die Herdplatte auf kleinere Hitze ein (ungefähr 1,5). Legt den Topfdeckel auf den Topf. Laßt zuerst aber eine Ritze frei, da ansonsten der Topf mit dem Nudelschaum überkocht.

Die Nudeln müssen jetzt ungefähr 10 Minuten kochen und dann ins Sieb abgegossen werden.

So geht die Sauce: Gebt das Wasser in den kleinen Topf und rührt mit dem Schneebesen das Vollkornmehl in das Wasser ein. Dann stellt Ihr die Tüftelzutaten mit dem Topf auf den Herd und bringt das Getüftel zum Kochen. Dabei müßt Ihr aber ständig mit dem Schneebesen die Zutaten rühren. So ungefähr eine Minute muß alles kochen und dann stellt Ihr den Topf vom Herd zur Seite.

Weiter gehts! Die Kräuter müßt Ihr erst einmal gründlich unter dem Wasserhahn mit kaltem Wasser abwaschen. Dann trocknet Ihr sie mit dem Haushaltstuch ab. So, schneidet dann die Kräuter auf dem Holzbrett mit dem Küchenmesser in kleine Stücke und wiegt sie mit dem Wiegemesser weiter in klitzekleine Stücke. In den Topf rührt Ihr zu den Tüftelzutaten mit dem Schneebesen das Kräutersalz, das Frugola und den Frischkäse. Zum Schluß rührt Ihr die kleingewogenen Kräuter dazu. Fertig.

TIPECKE:

Unter Umständen müßt Ihr die Soße bei schwacher Hitze nochmal etwas aufwärmen.

Übrigens. Die Soße schmeckt auch gut zu Backkartoffeln.

FRÜCHTEMARMELADE

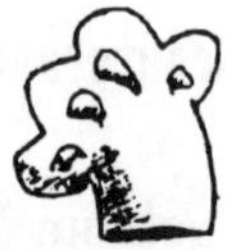

Das ganze Jahr mit verschiedenen Früchten zu tüfteln

An Tüftelzutaten benötigt Ihr:

1 Birne

1 Apfel

1 Banane

100 Gramm Rosinen

1 Stange roher Rhabarber

An Laborgeräten stellt Ihr Euch bereit:

Holzbrett, Küchenmesser, Pürrierstab

Und so wird die Marmelade getüftelt:

Schneidet zunächst die gewaschenen Früchte, also die Birne, den Apfel sowie die geschälte Banane auf dem Holzbrett mit dem Küchenmesser in kleine Stücke. Diese Tüftelzutaten müßt Ihr in die hohe Rührschüssel geben und mit dem Pürrierstab klein mixen. Ist alles schön musig, gebt Ihr die eingeweichten Rosinen zu dem Mus und pürriert mit dem Stab alles nochmals durch. Zum Schluß schneidet Ihr auch noch den rohen Rhabarber in kleine Stücke und pürriert diese zu dem Mus in der hohen Rührschüssel.

Fertig ist Eure rohe Früchtemarmelade. Mindestens eine Stunde müßt Ihr jetzt im Kühlschrank durchziehen lassen, dann könnt Ihr sie vernaschen.

TIPECKE:

Ist Euch die Marmelade nicht süß genug, könnt Ihr 1 Teelöffel Akazienhonig unterrühren. Die Marmelade hält sich übrigens etwa 2 Tage in einem geschlossenen Gefäß.

RAPUNZELSALAT

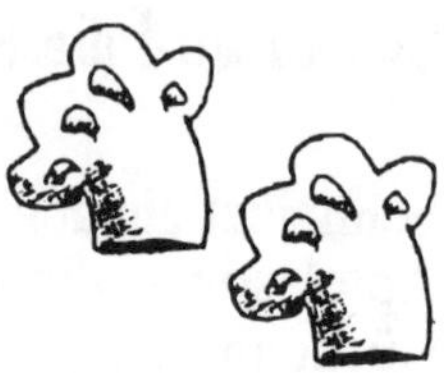

Am besten von Oktober bis März zu tüfteln

An Tüftelzutaten benötigt Ihr:

100 Gramm Feldsalat (Rapunzel)

1 Bund Radieschen

3 Eßlöffel kaltgepreßtes Olivenöl

2 Eßlöffel Zitronensaft

1 Teelöffel Senf

1 Messerspitze Salz

1/2 Teelöffel Honig

Pfeffer nach Geschmack

An Laborgeräten stellt Ihr Euch bereit:

Salatbesteck, Salatschleuder, Küchenmesser, Holzbrett, Schneebesen, Eßlöffel, Teelöffel, Besteckmesser, große Schüssel

Und so wird der Rapunzelsalat getüftelt:

Zuerst müßt Ihr die Rapunzelblätter gründlich waschen. Dazu gebt Ihr die Blätter in eine große Schüssel mit Wasser und legt sie dort hinein. Nun müßt Ihr die Blätter hin und her bewegen, damit sie schneller sauber werden.

Danach das Wasser abschütten. Nun müßt Ihr welke Blätter heraussuchen und mit den guten Blättern die Waschprozedur noch zwei mal durchführen. Dies liegt daran, daß Rapunzel meistens sehr schmutzig und sandig ist, immerhin wächst er nur knapp über der Erde. So, danach reinigt Ihr die Radieschen, ebenfalls unter klarem Wasser und schneidet, wenn die roten Knöllchen sauber sind, die Blätter und Wurzeln mit dem Küchenmesser auf dem Holzbrett ab. Ist das Gemüse und der Rapunzel sauber, könnt Ihr die Salatsoße zubereiten.

Dazu nehmt Ihr die Salatschüssel und verrührt das Öl, den Essig und den Senf sowie den Honig und das Salz und den Pfeffer mit dem Schneebesen zu einer glatten Soße. Die Radieschen schneidet Ihr auf dem Holzbrett mit dem Küchenmesser in dünne Scheiben und gebt diese Radieschenscheiben in die Salatsoße. Den Feldsalat müßt Ihr, bevor er in die Schüssel kommt, einmal durch die Salatschleuder jagen,damit die Rapunzelchen richtig abgetropft sind.

Habt Ihr den Feldsalat trocken geschleudert, gebt Ihr ihn zu den Radieschen und der Soße und vermischt alle Tüftelzutaten mit dem Salatbesteck .

Fertig. .... und sehr lecker!

TIPECKE:

Ein leckerer Salat in der Adventszeit

NACHGESCHICHTE

"Der letzte Tip vom Kinderkoch", damit Ihr selber Kräuter auf Eurer Fensterbank züchten könnt.

Also: Ob Petersilie, Basilikum, Zitronenmelisse, Schnittlauch usw. Was Ihr zum erfolgreichen Kräuterzüchten benötigt, ist fast immer die selbe Grundausstattung : Ein heller Platz auf einer Fensterbank, etwas Blumenerde, ein mittelgroßer Blumentopf, täglich frisches Wasser und Geduld und Liebe mit Euren Kräutern, während sie wachsen.

Was Ihr dann noch braucht, sind die Kräutersamen .

Und so wird die Kräuterzüchtelei gemacht :

Ihr füllt zunächst den Blumentopf mit der Blumenerde etwa 3/4 voll. Dann verteilt Ihr aus der Samentüte vereinzelt die Samen, vorsichtig, am besten mit zwei Fingern, gleichmäßig im Pflanzgefäß. Gießt ein wenig Wasser über die Samen und füllt dann das restliche leere Viertel den Blumentopfes mit Blumenerde voll, so daß die Kräutersamen ganz bedeckt sind. Dann gießt Ihr noch einmal etwas Wasser darauf.

Jetzt stellt Ihr die ganze Kräuterzüchtelei auf die Fensterbank und wartet die nächsten Tage geduldig, bis Ihr die ersten Sprießlinge von Kräutern erkennen könnt. In der Zwischenzeit müßt Ihr natürlich gießen, aber doch so aufpassen, daß Topf und Samen nicht ertrinken. Wenn die Kräuter nach ein oder zwei oder drei Wochen ganz ausgewachsen sind, könnt Ihr Sie für Eure Kochtüftelei verwenden und regelmäßig abschneiden.

Das Tolle an einer Kräutertüftelei ist, daß viele Kräuter immer weiter nachwachsen und nicht mehr neu gesät werden müssen.

Viel Spaß in Eurem Kräuterfachlabor!

Eurer Kinderkoch

Ricky Koch

Kinderwelt

Michaels-Verlag

Michaels Verlag/Vertrieb, Sonnenbichl 12, 86971 Peiting, Tel 08861-59018, Fax. 08861-67091

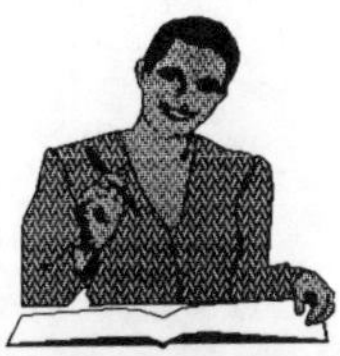

Eva Korhammer

Beliebte Kinder- und Jugendbuchautorin - mit Ihrem neusten Werk "Der Müpf in der Lachmöwe" beim Michaels Verlag.

Als Verlagsbuchhändlerin setzt Eva Korhammer sich dafür ein, mit Kindern die abenteuerlichen Wege zu verfolgen, auf denen "Das Manuskript ins Buch kommt". Als Jugendbuchautorin geht es ihr darum, die allgemeine Leselust ebenso zu wecken wie die besondere Lesefreude an ihren Büchern.
Eva Korhammers Tierbücher, Geschichten und Romane spielen nämlich meist im Alltag der Kinder - Probleme, Krankheiten, Zwischenfälle inbegriffen. Diese Alltäglichkeit, diese Nähe zu den täglichen Erfahrungen der Kinder und Jugendlichen ist ihr Erfolgsrezept.

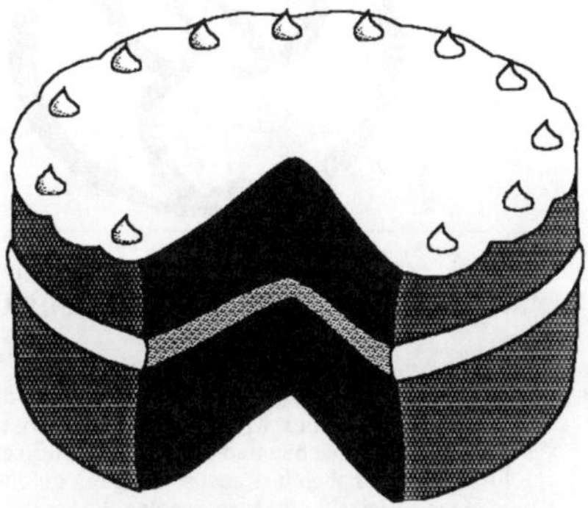

Der MÜPF in der Lachmöwe

Wenn Uli von Hundehaaren Asthma bekommt, Tinka sich auch nach dem leckersten Essen blutig kratzt oder Carlos vor lauter Niesen nicht die Sonne sieht, ist das überhaupt noch nicht lustig. Zu lachen gibt es aber dann doch eine Menge, weil die kleine Truppe im Ferienheim "Lachmöwe" dem MÜPF und seinen sechs böswilligen Allergie-PIESACKEN auf die Schliche kommt! Ein Geschichte die nicht nur zum Nachdenken anregt, sondern, die die großen und kleinen LeserInnen immer wieder herzlich zum Lachen bringen wird. ...und vielleicht bringt das Buch sogar Kinder (und Erwachsene) auf Ideen, wie sie ihre eigenen Piesacken erkennen - und austrixen können.

Eva Korhammer
Der Müpf in der Lachmöwe
100 Seiten
mit zahlreichen Farbbildern
DM 22,--
ISBN 3-89539-439-4

Eva Korhammer
Der Müpf in der Lachmöwe

Das Buch greift ein ernstes Thema auf und gibt völlig unaufdringlich Tips. Allergiegeplagte Kinder können während des Lesens lachen und anschließend ermutigt ihre Piesacker angehen.

100 Seiten
mit zahlreichen farbigen Bildern
DM 22,--
ISBN 3-89539-439-4

Kinderwelt

Michaels-Verlag

Michaels Verlag/Vertrieb, Sonnenbichl 12, 86971 Peiting, Tel 08861-59018, Fax. 08861-67091

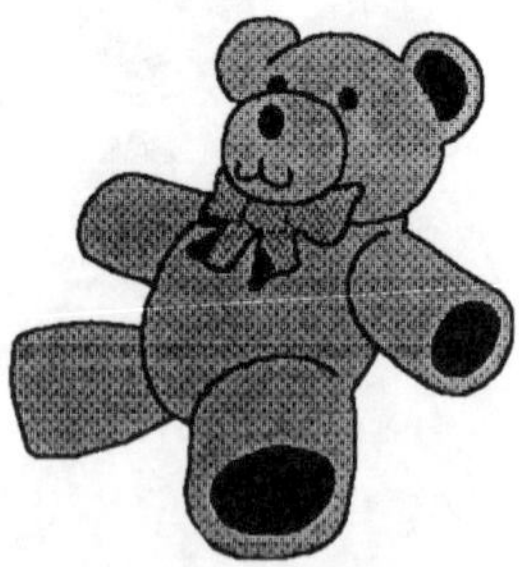

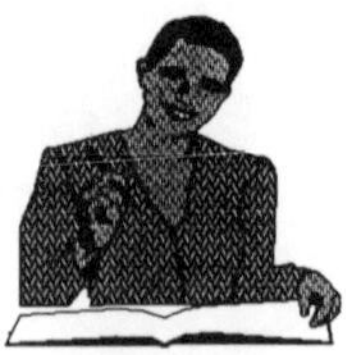

Angelika Wolk-Gerche

Als Graphikerin und Illustratorin schon lange keine Unbekannte, veröffentlichte Sie, das selber illustrierte Buch "Kinderkleidung selbst gemacht" im Neuen Wege Verlag. An dem Erfolg, dieses inzwischen in mehreren Auflagen aufgelegten Buches, knüpfte die Autorin mit ihrem ersten "FILZEN" - Buch an. Nachdem dieses bereits auch im zweiten Jahr vergriffen war, hat die Autorin neue Anregungen und Impulse aufgegriffen und legt nun mit "Das neue Buch vom Filzen" eine überarbeitete und ergänzte Auflage vor.

Angelika Wolk-Gerche
Das neue Buch vom
FILZEN

Angelika Wolk-Gerche knüpft mit diesem Buch an ihr inzwischen vergriffenes Büchlein "Filzen" an. Ergänzt und überarbeitet mit einem schönen Farbumschlag versehen, erscheint das Buch unter dem Titel: Das neue Buch vom Filzen - uralte Technik neu belebt.
Die Themen: filzen zu anderen Zeiten und in anderen Kulturen, einrichten der eigenen "Filzwerkstatt", ausführliche Beschreibungen des Verfahrens werden ebenso anschaulich behandelt, wie praktische Anwendungen beispielhaft erläutert.

Kleidungsstücke, Schmuck und Gebrauchsgegenstände bieten auch für die AnfängerInnen Anregungen, diese wunderbare, jahrtausende alte Technik wieder neu zu beleben.

Angelika Wolk-Gerche
Das neue Buch vom
FILZEN

DM 22,--
3-89539-335-5

Angelika Wolk-Gerche
Das neue Buch vom
FILZEN

Das praktische Buch vom Filzen. Mit vielen Tips, Anregungen, Hintergrundwissen und natürlich der Anleitung für die AnfängerInnen.

DM 22,--
3-89539-335-5

Schwangerschaft

Michaels-Verlag

Michaels Verlag/Vertrieb, Sonnenbichl 12, 86971 Peiting, Tel 08861-59018, Fax. 08861-67091

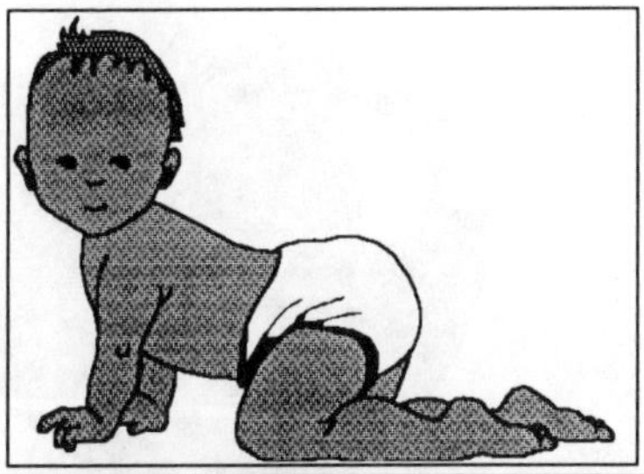

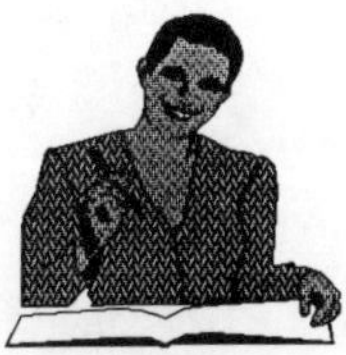

Katia Drake
Jonathan Drake

Nach den verschiedenen Methoden der Empfängnisverhütung (Pille, Spirale) begann Katia Drake (mit ihrem Mann zusammen) alles über natürliche Geburtenplanung zusammenzutragen, was in Erfahrung zu bringen war. Das Ehepaar führte die wesentlichen und doch so einfachen Methoden in dem Buch "Praktisches Handbuch für eine natürliche Geburtenplanung" zusammen. Erfolgreich wurde sie nicht schwanger, erfolgreich wurde sie schwanger, als sie schwanger werden wollte.

Katia Drake
Jonathan Drake

Praktisches Handbuch für eine natürliche Geburtenplanung

In dem praktischen Handbuch finden die LeserInnen in aktueller Form erstmals alle bewährten Methoden der natürlichen Geburtenplanung ausführlich dargestellt.
Insbesondere die aufgeführten Möglichkeiten zur kombinierten Anwendung mehrerer Methoden, um eine Sicherheit der Geburtenkontrolle wie bei der Pille zu erreichen, sind neu.

Für Frauen, die bisher wegen zu geringer Fruchtbarkeit keine Kinder bekommen konnten, zeigen Katia und Jonathan Drake einen Weg auf, nun doch schwanger zu werden.
Die natürliche Geburtenplanung ist völlig unkompliziert und schnell erlernbar, kommt ohne chemische Hilfsmittel aus und hat keine Nebenwirkungen.

Praktisches Handbuch für eine natürliche Geburtenplanung
96 Seiten
19 Abbildungen und Tabellen
DM 14,80
ISBN 3-89539-437-8

Katia Drake
Jonathan Drake
Praktisches Handbuch für eine natürliche Geburtenplanung

Partnerschaftliche Empfängniskontrolle - natürliche Geburtenregelung - bewußt fruchtbar werden.
Dieses Buch kann nicht nur wichtig zur Vermeidung ungewollter Schwangerschaften sein - es kann für viele Frauen, die nicht schwanger werden können, eine Hilfe sein, schwanger zu werden

96 Seiten
19 Abbildungen und Tabellen
DM 14,80
ISBN 3-89539-437-8

Ein für Laien verständliches Buch über die Methoden der natürlichen Familienplanung." **Prof. Dr. Döring**
"Dieses didaktisch gut aufgebaute Buch kann vom Gynäkologen seinen Patientinnen zur natürlichen Familienplanung empfohlen werden." **Der Frauenarzt**
"In dem praktischen Handbuch findet der Leser in aktueller Form erstmals alle bewährten Methoden der natürlichen Geburtenplanung ausführlich dargestellt." **Der Kinderarzt**

Vollwertkost

Michaels-Verlag

Michaels Verlag/Vertrieb, Sonnenbichl 12, 86971 Peiting, Tel 08861-59018, Fax. 08861-67091

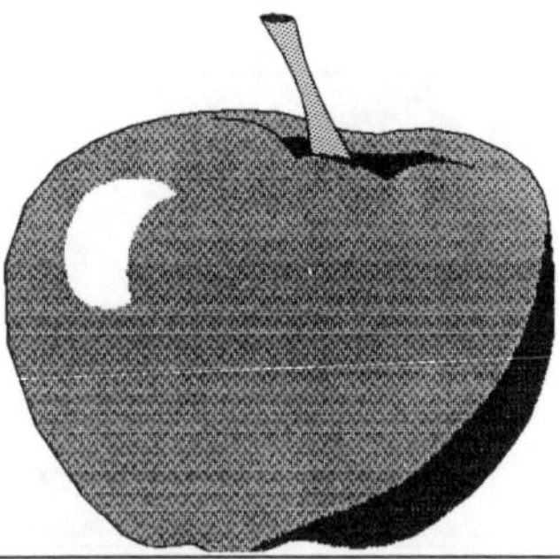

Gerda Wurster

Gerda Wurster ist Gesundheitsberaterin Gerda Wurster ist engagierte Heilpraktikerin und Gerda Wurster ist Erfolgsautorin In einfachen Worten versteht sie, komplexe Zusammenhänge deutlich zu machen. Diese Fähigkeit, ihr umfangreiches Wissen und ihre "Liebe zu den Menschen und zur gesamten Schöpfung" prägen ihr Buch **"Verstehen was wir essen** - Auch dazu ward ihm der Verstand" und haben dem Vorläufer des im Herbst erscheinenden Buches bereits 12 Auflagen beschert.

Gerda Wurster

Verstehen was wir essen -
Auch dazu ward ihm der Verstand

Der Michaels Verlag legt mit dem Buch "Verstehen was wir essen" eine völlig neu überarbeitete und ergänzte Ausgabe des Ernährungsklassikers "Auch dazu ward ihm der Verstand" von Gerda Wurster auf.

Mit den zwölf Auflagen erreichte der Vorläufer des im Herbst 94 erscheinenden Buches weit über 100.000 begeisterte LeserInnen.
"Auch dazu ward ihm der Verstand" kann man wohl mit Recht zu den meistverkauften und fundiertesten Einführungsbüchern zum Thema gesunde Ernährung zählen.
Der "Ernährungspapst" Dr. M.O. Bruker schreibt über dieses Buch: "Das vorliegende Buch ist nötig. Es nimmt einen wichtigen Platz ein. Es ist nicht zu umfangreich, enthält aber alles, was derjenige wissen muß, der sich einer Ernährung zuwendet, die gesund erhält und hofft, die verlorene Gesundheit wieder herzustellen. Die notwendigen Ratschläge werden so klar begründet, daß jeder einsieht, daß es so und nicht anders sein muß. Frau Wurster vermittelt in unkomplizierter, bildhafter, plastischer und verständlicher Form das nötige Wissen."

Gerda Wurster
Verstehen was wir essen -
Auch dazu ward ihm der Verstand
64 Seiten
DM 9,80
3-89539-436-X

Gerda Wurster
Verstehen was wir essen -
Auch dazu ward ihm der Verstand

Das Einführungsbuch auf den Weg zur gesunden Ernährung. Die Autorin entdeckt und entwickelt einen gemeinsamen Nenner zwischen den verschiedenen Ernährungsrichtungen.

64 Seiten
DM 9,80
3-89539-436-X

Kinderwelt

Michaels-Verlag

Michaels Verlag, Sonnenbichl 12, 86971 Peiting,
Tel:08861-59018 Fax: 08861-67091

Christa Koch

BABYS-BREIBUCH

(Babykost vom 1. Tag an)

Babykost heißt immer zuerst stillen.
Was aber bleibt, wenn die Mutter nicht stillen kann, sei es wegen Medikamen-teneinnahme der Mutter, Krankheit, Entzündung der Brust, Mehrlingsgeburt, Allergieproblematik, Adoptiv- Pflege-kinder oder sonstigen individuellen Situationen?

Das Angebot an Industriefertignahrung ist überwältigend.
Breie und Säfte, Tees, Pürees und Fertiggemüse und vieles andere mehr, oft wunderbar angereichert mit Stabilisatoren, Geschmacksverstärkern, künstlichen Vitaminen, synthetische Aromastoffen und viel, viel Zucker, werden der werdenden Mutter oft bereits bei der 1. ärztlichen Untersuchung als kleine Geschenke untergeschoben.
Das Buch zeigt Alternativen auf.
Gesunde Babynahrung selbst zubereitet, leicht und verständlich.
Babys Breibuch (Babykost vom 1. Tag)
ist mehr als eine Rezeptsammlung.
Das Buch gibt eine Fülle von Tips und konkreten Hilfen, es macht den Müttern Mut, wenn sie nicht stillen können.
Erfreulich auch die liebevolle Art zu schreiben. Die Autorin verfällt nicht der Gefahr in Dogmen abzurutschen.

Babys Breibuch (Babykost vom 1. Tag)
schließt eine wesentliche Lücke bei dem Bemühen um eine schmackhafte, gesunde Ernährung.

112 Seiten DM 19,80
ISBN 3-89539-432-7